PUBLICATIONS DU *PROGRÈS MÉDICAL*

MANUEL PRATIQUE

DE LA

GARDE-MALADE

ET DE

L'INFIRMIÈRE

PUBLIÉ PAR LE

Dʳ BOURNEVILLE

Rédacteur en chef du *Progrès Médical*, Médecin de Bicêtre
Directeur des Écoles municipales d'infirmières, Député de la Seine, etc.

AVEC LA COLLABORATION DE

MM. BLONDEAU, DE BOYER, ED. BRISSAUD, BUDIN, H. DURET, P. KERAVAL, G. MAUNOURY,
MONOD, POIRIER, CH-H. PETIT-VENDOL, PINON, P. REGNARD, SEVESTRE, SOLLIER
& P. YVON.

TOME II

ADMINISTRATION ET COMPTABILITÉ HOSPITALIÈRES

Par Edouard PINON

Directeur de la Pitié, Professeur à l'École municipale d'infirmières
de cet établissement.

PARIS

AUX BUREAUX DU *PROGRÈS MÉDICAL*

14, RUE DES CARMES, 14

1889

MANUEL PRATIQUE

DE LA

GARDE-MALADE

ET DE

L'INFIRMIÈRE

PARIS

IMPRIMERIE DE LA SOCIÉTÉ DE TYPOGRAPHIE

NOIZETTE, DIRECTEUR

8, rue Campagne-Première, 8

PUBLICATIONS DU *PROGRÈS MÉDICAL*

MANUEL PRATIQUE

DE LA

GARDE-MALADE

ET DE

L'INFIRMIÈRE

PUBLIÉ PAR LE

D' BOURNEVILLE

Rédacteur en chef du *Progrès Médical*, Médecin de Bicêtre
Directeur des Écoles municipales d'infirmières, Député de la Seine, etc.

AVEC LA COLLABORATION DE

MM. BLONDEAU, DE BOYER, ED. BRISSAUD, BUDIN, H. DURET, P. KERAVAL, G. MAU-
NOURY, MONOD, POIRIER, CH. H. PETIT-VENGOL, P. REGNARD, SEVESTRE & P. IVON

TOME II

ADMINISTRATION & COMPTABILITÉ HOSPITALIÈRES

Par ÉDOUARD PINON

Directeur de la Pitié, Professeur à l'École municipale d'infirmières
de cet établissement

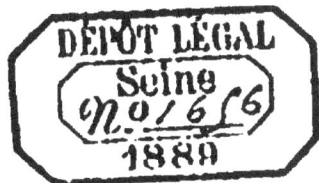

PARIS

AUX BUREAUX DU *PROGRÈS MÉDICAL*

14, RUE DES CARMES, 14

1889

COURS D'ADMINISTRATION

PREMIÈRE LEÇON.

Origine, but et organisation des Ecoles municipales d'infirmiers et d'infirmières.

SOMMAIRE. — Création des *Ecoles municipales d'Infirmiers et d'Infirmières*. — Ouverture de ces écoles à Bicêtre, à la Salpêtrière, à la Pitié. — Raisons d'ordre politique, médical, administratif qui ont déterminé cette création.

Laïcisations antérieures sous Louis XII, Louis XIV, Louis XVIII, Louis-Philippe. — Autres exemples donnés par divers Etats, républiques ou monarchies. Devoir du Conseil municipal de Paris. — Avortement d'une tentative d'instruction du personnel hospitalier sous Louis-Philippe. —Création d'une école d'instruction publique primaire à Bicêtre en 1860 : durée éphémère.

But des Ecoles municipales d'infirmiers et d'infirmières : recrutement meilleur du personnel secondaire des hôpitaux et hospices. — Relèvement de la situation des Infirmiers et des Infirmières.

Organisation des Ecoles : cours théoriques, cours pratiques, compositions, diplôme. — Sommes votées par le Conseil municipal pour l'entretien des Ecoles professionnelles. Bourses d'élèves.

Raisons qui ont fait choisir comme siège de ces écoles Bicêtre,

la Salpêtrière et la Pitié. — Diverses catégories d'élèves. —
Nécessité de l'assiduité aux cours.
Deux grands laïcisateurs. Liste de la laïcisation des hôpitaux par
ordre chronologique.

MESDAMES, MESSIEURS,

Les *Ecoles municipales d'infirmiers et d'infirmières*
ont été créées à la suite d'un vote formel émis par le
Conseil municipal le 20 novembre 1877, sur la proposition de M. le D' Bourneville, alors membre du Conseil. M. le D' Bourneville, aujourd'hui député de la
Seine, a été nommé à l'origine *Directeur des Ecoles
municipales d'infirmiers et d'infirmières*. Il en avait été
l'ardent initiateur au Conseil municipal et le champion
résolu devant l'opinion publique ; il en est demeuré
l'inspirateur le plus éclairé et le plus ferme soutien.

Quelques mois après le vote du Conseil municipal,
l'administration de l'Assistance publique a ouvert
deux écoles professionnelles dans les deux hospices
de la vieillesse, celle de la Salpêtrière le 1er avril 1878,
celle de Bicêtre le 20 mai suivant. Deux ans plus tard,
le 24 mai 1880, la troisième école, celle de la Pitié,
était inaugurée.

Il n'est pas inutile de faire connaitre ici les raisons qui ont inspiré le vote du Conseil municipal et
dicté la conduite de l'administration. Il est certain
que la question politique n'a pas été étrangère à
l'événement. Une assemblée aussi sincèrement répu-
blicaine que le Conseil municipal de Paris ne pouvait conserver longtemps un personnel religieux
dans un service municipal tel que celui des hôpitaux.
« Le cléricalisme, voilà l'ennemi ! » Ce cri de rallie-
ment si vibrant et si clair, nul groupe politique ne l'a

mieux entendu, adopté, suivi, que le Conseil municipal de Paris.

Dans le discours qu'il a prononcé le 20 octobre 1885 à l'hospice de la Salpêtrière, M. Bourneville traitait la question en ces termes :

« La société civile, si elle ne veut être sans cesse en lutte contre les envahissements perpétuels de la société religieuse, doit enlever aux congrégations tous leurs moyens d'action, toutes leurs ressources officielles. Tout congréganiste, quelle que soit sa robe ou sa coiffe, est d'ores et déjà un ennemi irréconciliable de la société civile. En l'éliminant, en lui enlevant traitement et moyen de propagande, on rend service à la société civile sans lui créer un ennemi de plus.

« Et chaque fois au contraire que l'on remplace une *sœur* par une *laïque*, un *frère* par un *laïque*, on rend service à la société civile sans lui causer de tort. Loin de là : c'est qu'en effet on attache à la société civile non seulement la personne qui remplace la religieuse, mais sa famille tout entière, solidaire dans ses intérêts. La religieuse, elle, a renié sa famille. »

Pénétré des mêmes idées, le Conseil municipal voulait arriver le plus vite possible à la *sécularisation* du personnel des hôpitaux. Pour atteindre ce but, il n'y avait qu'un moyen rapide et sûr, la création d'Écoles spéciales destinées à former un nouveau personnel, purement et simplement laïque.

Toutefois, la question politique n'était pas seule en jeu. Deux autres raisons essentielles, l'une d'ordre scientifique, l'autre d'ordre administratif, militaient impérieusement en faveur de la création de ces écoles. Nous les trouvons exposées comme suit dans le même discours de M. le Dr Bourneville :

« Les exigences de la médecine et de la chirurgie

modernes qui appliquent les moyens nouveaux de traitement très minutieux, veulent de plus en plus que les auxiliaires des médecins, des chirurgiens et des accoucheurs soient non seulement dévouées, mais instruites, présentes à chaque instant, détournées par aucune préoccupation. C'est pour répondre à ces exigences que, dans la plupart des pays, on a créé de véritables écoles professionnelles pour les infirmières.

« En France, on ne s'en préoccupe pas ; on ignore ce qui se fait à l'étranger ; on est surpris ensuite des critiques que l'on formule contre nos hôpitaux, contre notre organisation, contre les résultats de la chirurgie. On ne s'est pas encore bien pénétré de la nécessité d'avoir des infirmières instruites. On commence à peine à ouvrir les yeux, et tel chirurgien éminent qui a manifesté contre la laïcisation, en est arrivé à déclarer publiquement, il y a quelques mois, que les résultats obtenus par les chirurgiens étrangers ne pouvaient pas l'être avec les religieuses, avec leurs habitudes, leurs pratiques, leur routine et leur ignorance. C'est là un aveu précieux..... Une autre considération plaide en faveur de la laïcisation, elle n'est plus d'ordre médico-chirurgical, mais d'ordre administratif.

« Aujourd'hui que l'on exige des religieuses et des religieux des diplômes pour être institutrices ou instituteurs, il en résulte que beaucoup de jeunes filles qui, autrefois, se faisaient religieuses pour échapper à certaines obligations sociales, ne le font plus, dès lors qu'il faut travailler, avoir un brevet : les plus intelligentes cherchent bien à l'obtenir, mais l'ayant, elles restent dans la société civile. Même chose pour les hommes. Il s'ensuit que le recrutement des congrégations est rendu heureusement de plus en plus difficile. Et, lorsque le service militaire aura enfin été rendu

obligatoire pour tous, on verra le nombre des frères
instituteurs et des frères hospitaliers se réduire de plus
en plus. Ces difficultés du recrutement des congrégations font une obligation à une administration prévoyante de chercher parmi les laïques les personnes
qui lui sont nécessaires (1). »

Il y avait donc une foule de motifs très puissants
pour que les administrations municipales et hospitalières se missent à entreprendre l'œuvre de la laïcisation. Entreprendre, non, c'est plutôt poursuivre et
achever qu'il faut dire. En effet, cette œuvre avait été
commencée sous l'ancien régime, en pleine ère monarchique. Dès les premières années du XVIᵉ siècle, pour
ne pas remonter trop loin, nous voyons Louis XII
enlever aux chanoines de Notre-Dame l'administration
de l'Hôtel-Dieu, qui était l'assistance publique du
temps, pour la confier à des laïques.

Cent cinquante ans plus tard, en organisant l'Hôpital Général qui embrassait la Salpêtrière, Bicêtre,
la Pitié, le roi Louis XIV lui-même en confiait la
direction à des laïques ; bien plus, il donnait à des
laïques la mission de soigner les malades dans ces
établissements. C'est Louis XIV, le roi absolu, l'ami
des jésuites, qui a donné l'exemple de la laïcisation :
c'est à lui qu'on doit la sécularisation de Bicêtre et
de la Salpêtrière.

Enfin, sous Louis XVIII, à une époque de restauration monarchique, de réaction cléricale, l'œuvre de
la laïcisation a fait un nouveau pas. L'autorité administrative a enlevé aux religieuses l'économat des
hôpitaux et la direction des pharmacies.

En vertu d'un arrêté du Conseil général des hos-

1. Discours aux distributions des prix des Ecoles municipales
d'infirmières, nº 6, p. 54.

pices du 28 juin 1819, un fonctionnaire laïque a remplacé la sœur faisant fonction d'économe dans les maisons suivantes : la Charité, Saint-Antoine, Enfants-malades, Enfants-trouvés, Necker et Cochin.

Et ce n'est pas tout. Les régimes suivants ont marché dans la même voie.

En 1833, les sœurs de la Sagesse ont été remplacées par des laïques à l'Institution Sainte-Périne. Puis c'a été le tour de la maison de Santé, de l'hôpital des Cliniques, du Midi et de la Maternité.

On voit par tous ces précédents que la laïcisation ne date pas d'hier et qu'elle n'est pas le fait brutal de notre société démocratique.

D'ailleurs, elle est appliquée dans la plupart des pays étrangers, républiques ou monarchies. Si la Suisse et les États-Unis, deux républiques, ont sécularisé le personnel de leurs hôpitaux, il en est de même de la Russie, du Portugal, de l'Angleterre, de l'Allemagne, quatre variétés de monarchies. Même Vienne, le capitale de la catholique Autriche, a son grand hôpital laïcisé.

Si le Conseil municipal de Paris avait eu besoin d'exemples et d'antécédents pour opérer la réforme qui nous intéresse, il en aurait rencontré partout dans le passé, à chaque page de l'histoire parisienne, partout dans le présent, au sein des grandes villes de l'Europe et de l'Amérique. Mais il n'avait que faire d'exemples à suivre, de modèles à imiter ; il avait un devoir social à remplir ; il l'a rempli par la création des écoles professionnelles d'infirmiers et d'infirmières. Encore un mot d'histoire. En remontant le cours des années du siècle, nous rencontrons une tentative d'instruction du personnel hospitalier, il y a quelque cinquante ans. Il ne s'est agi alors que d'instruction primaire.

Durant une période de dix ans, de 1833 à 1843,

quatre cours d'enseignement primaire avaient été
ouverts dans les deux hospices de la vieillesse, pour
les garçons et les filles de service de ces établissements. Cette innovation ne fut pas regardée d'un œil
favorable par l'autorité supérieure. Elle ne comprenait pas l'utilité de développer l'instruction et l'intelligence des infirmiers, qu'elle considérait comme
de simples hommes de peine.

Les surveillantes assez ignorantes elles-mêmes et
surtout jalouses de conserver le monopole de la direction des soins à donner aux malades, se gardèrent
bien d'encourager ces premiers efforts. Les professeurs, qui ne se sentaient pas soutenus, se lassèrent
vite, les bancs des écoles furent bientôt déserts, grâce
à l'apathie des uns et à l'hostilité des autres.

Cette expérience fut renouvelée, sans un meilleur
sort, quinze ans après, à l'hospice de Bicêtre. En 1860,
le directeur de cet établissement, déplorant l'état
d'ignorance de ses serviteurs, voulut y remédier (1).
Il ouvrit une *école primaire* du soir, il en surveilla la
tenue, il en favorisa la fréquentation, et il en obtint
quelques résultats. Cette école a subsisté tant bien que
mal jusqu'en 1870 (2).

1. Voir : Bourneville. *Journal de la médecine mentale*, 1862,
p. 320.
2. En maintes circonstances, M. Bourneville, en qualité de rap-
porteur du budget de l'Assistance publique, avait formulé un vœu
invitant l'administration à confier les écoles qui existaient pour les
malades dans les hôpitaux d'enfants (Enfants-Malades, Trousseau,
Enfants-Assistés) à des instituteurs et à des institutrices laïques,
et invitant aussi l'administration à faire faire par ce personnel
enseignant laïque des cours primaires, le soir, aux infirmiers et
infirmières de ces établissements. Le Conseil municipal a adopté
ce double vœu. Satisfaction complète a été donnée par M. Peyron
qui, de plus, essaye d'organiser dans les autres hôpitaux de petits
cours primaires.

Nous voici arrivés à la fondation des *écoles profes-sionnelles*. Nous en avons examiné les origines. Voyons maintenant quelle en est l'organisation.

Quel en est le but ? Cette question se trouve déjà résolue par les considérations qui précèdent. Formulons la réponse en termes plus précis.

Le *but des Ecoles municipales d'infirmiers et d'infir-mières* est d'assurer un meilleur recrutement du personnel hospitalier, et de substituer des laïques aux religieuses qui sont encore dans les hôpitaux. Assurer un meilleur recrutement, avons-nous dit, il y a là une vérité qui n'a pas besoin de démonstration.

Il est évident que l'instruction s'acquiert à l'École, et que l'infirmière laïque, ayant suivi les cours d'anatomie, de pansements, de physiologie, etc., professés par d'excellents maîtres, sera plus apte à remplir les devoirs et les pratiques de sa profession que la religieuse plus ou moins illettrée qui n'a rien appris de tout cela.

Dans une salle de malades comme en toute autre situation, la bonne volonté ne suffit pas pour bien faire. Il faut encore certaines notions spéciales, une compétence particulière qu'on obtient par l'enseignement ou par l'expérience. Si l'habit ne fait pas le moine, il ne fait pas non plus la garde-malade.

En second lieu, la substitution des laïques aux religieuses a pour effet de relever la situation des infirmiers et des infirmières. Grâce à cette réforme, les infirmières sont en présence d'une carrière à parcourir, d'un avenir à poursuivre et ne sont pas condamnées à végéter pour toujours dans les rangs inférieurs.

La création des écoles professionnelles a été une véritable révolution dans la société hospitalière. Elle a appelé tout le monde aux emplois supérieurs.

Autrefois, les hauts grades dans l'armée et même dans les administrations n'étaient dévolus qu'aux fils de famille, aux courtisans titrés, aux bâtards de rois ou de princes. La grande Révolution est survenue qui a balayé ces privilèges et adjugé les places au seul mérite. Aujourd'hui, vous connaissez le dicton ; tout soldat a dans sa giberne le bâton de maréchal.

La laïcisation et la création des écoles ont fait de même dans les hôpitaux. L'ordre privilégié des religieuses disparaît, et vous pouvez tous et toutes prétendre, par le travail et l'assiduité, au grade de surveillant et de surveillante.

Quelle est l'organisation des écoles municipales d'infirmiers et d'infirmières? — Cette organisation comprend une *école primaire* et une *école professionnelle*. L'*école primaire* existait d'abord à Bicêtre et à la Salpêtrière seulement. La Pitié, dont l'école professionnelle doit être une *école de perfectionnement*, a été pourvue ensuite d'un cours primaire. Si on a choisi Bicêtre et la Salpêtrière pour y placer les écoles primaires, c'est que, dans ces établissements, le nombre des infirmiers et des infirmières y est considérable, qu'il s'y trouvait déjà un personnel enseignant et un matériel scolaire qu'il n'y avait plus qu'à développer (1).

L'*École professionnelle* comprend deux séries de cours : les *cours théoriques* et les *cours pratiques*.

Les *cours théoriques*, au nombre de sept, ont pour objet :

L'administration et la comptabilité hospitalières —

_____

1. En raison de l'inégalité d'instruction des élèves, il faut organiser plusieurs classes, exigeant chacune un maître ou une maîtresse. C'est là ce qui rend difficile et coûteuse l'institution de cours primaires dans tous les hôpitaux.

L'anatomie (Notions élémentaires); — La *physiologie* (Notions élémentaires); — Les *pansements* et la *petite chirurgie*; — L'*hygiène*; — La *petite pharmacie*; — Les *soins à donner aux femmes en couches et aux enfants nouveau-nés*.

Les *cours pratiques de médecine et de chirurgie* roulent sur les soins de propreté à donner aux malades, les mesures à prendre en cas de décès, la reconnaissance des principales substances pharmaceutiques, le maniement des instruments et appareils de chirurgie, la confection des bandages, la prise de la température des malades, la préparation des lits, la tenue des écritures telles que les feuilles de lingerie, le mouvement des salles, les cahiers de visite, etc.

Les *exercices pratiques d'accouchement* comprennent : la manière de recevoir l'enfant à sa naissance, de le laver, de le baigner, le pansement ombilical, l'emmaillotement, la tenue du berceau et de la couveuse, la température de la couveuse, l'allaitement, et les soins de propreté à prendre avant de toucher les nouveau-nés.

L'année scolaire va du 1ᵉʳ octobre au 1ᵉʳ août. Les cours théoriques ont lieu deux fois par semaine, de 8 à 9 heures du soir. Chaque professeur fait six à dix-huit leçons, et donne le texte de deux compositions, qui contribuent à l'obtention du diplôme en fin d'année.

Les *exercices pratiques* ont lieu six et huit fois par semaine, en présence de groupes d'élèves divisés par séries. A ces exercices, il faut ajouter les leçons de bains et de douches.

Les élèves sont appelés en outre à faire, sur chaque matière, durant le mois de juillet, une composition **des prix** qui aboutit à un double résultat : d'abord la répartition des récompenses, ensuite et concurremment avec les autres compositions, la délivrance du diplômé d'infirmière, ce couronnement de tant d'efforts laborieux, de tant d'études difficiles.

Le *diplôme*, c'est tout, c'est le prix par excellence du travail, c'est la sanction des études, c'est le certificat d'aptitude aux emplois supérieurs, c'est le gage de la promotion prochaine, c'est la nomination au grade de suppléante et l'acheminement vers l'emploi de sous-surveillante. Il est de toute nécessité de l'avoir et de travailler avec ardeur pour l'obtenir.

Tel est l'entraînement fécond, salutaire des Ecoles professionnelles. Il ne peut manquer de donner à l'administration un personnel instruit, solide, dévoué.

Il n'est pas besoin de dire que le Conseil municipal, qui a créé ces Ecoles, en assure le maintien et l'existence par des *subventions spéciales*. Le crédit, inscrit chaque année au budget de la ville de Paris pour les dépenses des Ecoles, s'élève à la somme de 16.100 fr. répartie de la manière suivante :

Indemnité au personnel chargé des cours ;	9.500 fr.
Imprimés, livres et fournitures de bureau ;	3.500
Récompenses : livrets de caisse d'épargne, trousses, prix.	3.100 (1)

La ville de Paris s'impose en outre un sacrifice annuel de 20.000 fr. pour l'entretien de 20 *élèves boursières* dans les trois Ecoles professionnelles.

Pourquoi les écoles ont-elles été ouvertes à Bicêtre, à la Salpêtrière et à la Pitié ? Les hospices de Bicêtre et de la Salpêtrière ont été choisis tout d'abord pour siège des écoles d'infirmiers et d'infirmières, parce

1. Ces crédits s'appliquent et aux *Ecoles primaires* et aux *Ecoles professionnelles*.

que ces deux établissements possédaient de temps immémorial un personnel laïque et nombreux, offrant ainsi les meilleures conditions pour la pratique de l'enseignement. Là, point de [surveillantes religieuses se prêtant de mauvaise grâce à la fréquentation des écoles par les infirmières; là, toute une population de serviteurs, il y en a plus de 300 à la Salpêtrière, fournissant aux Écoles un auditoire nombreux et à l'administration une pépinière de bons sujets.

Mais les hospices de Bicêtre et de la Salpêtrière présentaient une lacune importante au point de vue de l'instruction professionnelle. Il y manquait plusieurs éléments indispensables, tels que les services d'accouchements; il y avait peu de maladies aiguës, encore moins de cas de chirurgie.

Ces deux établissements, en effet, sont destinés, comme vous le savez, aux vieillards indigents des deux sexes, aux personnes atteintes d'infirmités ou maladies incurables, aux aliénés, aux épileptiques et aux enfants idiots. Cette lacune a été comblée par l'ouverture de l'*École de la Pitié*.

L'hôpital de la Pitié possède, sur une vaste échelle, les services actifs qui font défaut aux deux grands hospices de la vieillesse. Ici, on étudie le mal sur le vif sous tous ses aspects. Tous les exemples de maladies et de blessures y foisonnent, s'y renouvellent sans cesse, sollicitant l'étude et les soins des plus éminents praticiens comme de leurs plus humbles auxiliaires. C'est dans ces conditions si favorables, c'est avec cette raison d'être impérieuse que l'*École de la Pitié* a été créée le 24 mai 1880, deux ans après celle de Bicêtre et de la Salpêtrière. Dans l'esprit des fondateurs, l'*École de la Pitié* est destinée à devenir, selon l'heureuse expression de M. le Dr Bourneville, une *École de perfectionnement*. A la distribution des prix

du 10 août 1881, M. le député de la Seine s'expri-
mait ainsi sur le mode de fonctionnement de cette
école.

« Il est nécessaire que, dans la mesure la plus large
possible, l'administration fasse venir ici les meilleures
élèves de Bicêtre et de la Salpêtrière, celles qu'elle a
l'intention de nommer suppléantes. C'est également à
la Pitié dans le personnel ainsi composé, qui serait un
personnel d'élite, qu'elle pourrait recruter, tous les
trois ou quatre mois, une partie du personnel destiné
aux hôpitaux qu'elle va successivement laïciser. »
Cette conception, qui se heurte à certaines difficultés
pratiques, n'est pas encore passée dans l'ordre des
faits.

Les *Écoles professionnelles* ne comprennent pas seulement comme élèves les infirmiers et les infirmières
des trois établissements. Elles reçoivent en outre
comme *élèves externes* les infirmiers et infirmières
des autres établissements, et comme élèves libres,
toutes les personnes désirant suivre les cours, soit en
attendant une bourse ou une place dans les hôpitaux,
soit pour apprendre le métier de garde-malade.

Les *élèves externes* qui veulent exercer la profession
de garde-malade doivent se faire inscrire sur un
registre *ad hoc* tenu au bureau de la Direction de
l'hôpital ou de l'hospice. J'invite celles qui n'auraient
pas encore donné au bureau leurs noms et adresses à
le faire sans retard, dans leur intérêt. Les médecins
et les familles sont en effet prévenus qu'ils trouveront
des gardes-malades sérieuses en s'adressant à l'hôpital.

Je dois vous recommander à toutes, en dernier lieu,
la plus grande *assiduité* aux cours du soir et aux exercices pratiques. Votre empressement aux cours sera

noté à votre avantage. Ecoutez bien à ce sujet l'appréciation fort intéressante de M. le Dr Bourneville :

« Il est bien certain, dit-il, que les infirmières qui sont le plus soucieuses de leurs devoirs auprès des malades sont généralement celles qui, comprenant les sacrifices qui sont faits pour leur instruction par le Conseil municipal et par l'Administration, sont les plus exactes aux leçons professionnelles. »

Ainsi, par l'assiduité, vous ne perdrez rien des leçons de vos professeurs, et vous vous ferez considérer comme de bonnes infirmières. Ne manquez donc pas à un seul cours. Du reste, c'est par un labeur soutenu, par une persévérance infatigable que vous atteindrez le but désiré : *le diplôme!*

Le diplôme! le morceau de parchemin qui vous ouvrira la carrière des hôpitaux. Il y aura des places pour vous comme pour vos devancières.

> Travaillez, prenez de la peine,
> C'est le fonds qui manque le moins.

Il convient de donner à la fin de ce chapitre un tableau de la laïcisation des hôpitaux et des hospices.

Si Louis XIV a été, il y a 200 ans, un grand laïcisateur, il a trouvé de nos jours un fervent émule dans M. Peyron, directeur de l'administration de l'Assistance publique. Grâce à l'initiative et au zèle de M. Peyron, qui a pris la direction des hôpitaux à la fin de l'année 1884, l'œuvre réformatrice, suspendue depuis plus de deux ans, a été menée avec énergie. Actuellement, il ne reste plus que deux hôpitaux à laïciser : Saint-Louis, l'Hôtel-Dieu. Voici les laïcisations par ordre chronologique :

Hôpital Laënnec, 1er décembre 1878.
Hôpital de la Pitié, 1er octobre 1880.
Hospice La Rochefoucauld, 1er janvier 1881.
Hospice des Ménages, 1er janvier 1881.
Hôpital Saint-Antoine, 1er août 1881.
Hôpital Lourcine, 1er juin 1882.
. Hôpital Tenon, 1er juin 1882.
Hospice des Incurables, 1er février 1885.
Hôpital Cochin, 21 décembre 1885.
Hospice des Enfants-Assistés, 1er avril 1886.
Hôpital Necker, 28 octobre 1886.
Hôpital des Enfants-malades, 28 octobre 1886.
Hôpital Trousseau, 1er mai 1887.
Hôpital Lariboisière, 15 septembre 1887.
Hôpital Beaujon, 1er octobre 1887.
Hôpital de la Charité, 23 janvier 1888.

Les hôpitaux *Andral, Bichat* et *Broussais*, l'hospice de *Brévannes*, tous les quatre de fondation récente, ont été ouverts avec un personnel laïque. Avec un direc- teur aussi résolu, aussi dévoué que M. Peyron, la réforme de la laïcisation sera complétée à bref délai ; il ne restera plus bientôt une seule congréganiste dans les hôpitaux de Paris (1).

1. L'hôpital Saint-Louis doit être laïcisé le 1er décem, ..

DEUXIÈME LEÇON.

Histoire de l'Assistance publique. — Son organisation actuelle. Son budget.

Sommaire. — Qu'est-ce que l'administration de l'Assistance publique ? — Origine du bien des pauvres. — Dons et legs d'argent, de propriétés. — Placement des sommes d'argent, fermage des propriétés. — Immeubles de service.

Existence de trois institutions charitables avant la révolution : l'Hôtel-Dieu, l'Hôpital général, le Grand Bureau des Pauvres.

Changements apportés par la Révolution qui fond les trois institutions en une seule : l'Administration des hôpitaux et hospices civils de Paris. — Conseil général des hospices. — Commission exécutive de cinq membres.

Création de l'administration de l'Assistance publique par la loi du 10 janvier 1849. — Texte de cette loi. — Conseil de surveillance : composition de ce conseil.

Fortune des hôpitaux avant la Révolution. — Revenus propres actuels de l'Assistance publique. Total des recettes portées au budget hospitalier.

Qu'est-ce qu'un budget ? — Tableau de quelques chapitres de dépenses et de recettes du budget hospitalier. — Subvention considérable votée tous les ans par le Conseil municipal.

Mesdames, Messieurs,

Vous comptez déjà dans les cadres du personnel de l'administration de l'Assistance publique, ou vous désirez en faire partie. Il est donc bien naturel que vous sachiez en quoi consiste cette administration, quels en sont les principaux rouages, les ressources, l'organisation.

L'administration de l'Assistance publique s'appelle ainsi d'un nom caractéristique: c'est un mode de bienfaisance organisé sur une vaste échelle, c'est une œuvre d'assistance sociale très étendue, ayant ses règlements, son existence déterminée comme les grandes administrations publiques. Toutefois, il convient de dire d'abord que l'*Assistance publique* est une institution purement *municipale*, ne fonctionnant qu'au profit des habitants de la ville de Paris. Peut-être y a-t-il quelques exceptions à cette règle. Mais c'est le sort de toutes les règles, d'avoir des exceptions.

L'Assistance publique, telle qu'elle fonctionne de nos jours, est une institution toute moderne. Elle fait partie des grands progrès du siècle.

C'est un principe admis aujourd'hui que la société doit assistance aux faibles, aux infirmes, aux malades, aux indigents. En sorte que l'assistance est un *droit* pour ces individus, et un *devoir* pour la société.

Bien que la charité privée soit aussi vieille que le monde, bien que la charité publique remonte également à des temps éloignés, les grandes maximes de philanthropie et de solidarité sociale ne furent proclamées qu'au siècle dernier. C'est d'abord *Montesquieu* qui dit dans son ouvrage immortel, l'*Esprit des lois* : « L'Etat doit à tous les citoyens une subsistance assurée. » Vient ensuite *La Rochefoucauld-Liancourt* qui, dans un rapport à l'Assemblée nationale de 1789, réédite ce principe en le développant: « La société doit à tous ses membres subsistance et travail. » Enfin la *loi du 16 vendémiaire an V* entre dans la voie pratique en mettant les malades et les indigents à la charge de leurs communes respectives.

Nous aurons à revenir dans une autre leçon, à propos de l'Hôtel-Dieu, sur l'historique de l'assistance publique à travers les siècles. Je me contenterai aujourd'hui d'en retracer les phases les plus rapprochées de nous, et de signaler notamment les principaux détails de l'organisation actuelle.

L'administration de l'Assistance publique a pour but essentiel d'administrer le *bien des pauvres* de Paris. Ce bien résulte des *dons* et *legs* accumulés de plusieurs siècles, dons et legs d'argent, dons et legs de terres, de propriétés situées à Paris ou dans la campagne. En général, les *dons et legs d'argent*, surtout lorsqu'ils sont d'une certaine importance, sont placés en rente perpétuelle sur l'Etat : c'est là une première source de revenus.

Il n'y a que les *dons minimes* qui ne sont pas placés et aussi les dons importants si les donateurs en ont prescrit la *distribution* immédiate aux indigents. Ce fait se produit parfois à l'heure des calamités publiques. Ainsi, durant le rude hiver de 1879-1880 qui aggrava du jour au lendemain le sort des malheureux et qui provoqua un grand élan de charité dans les classes aisées de la population parisienne, il y eut des dons de 50.000, de 100.000 francs, qui furent immédiatement répartis en secours, pour soulager les misères les plus pressantes.

L'administration possède en second lieu des *terrains* et des *maisons* dans Paris, des *terrains* et des *fermes* à la campagne. Elle les loue, elle les met en fermage, et elle en tire des *produits annuels*. De là, une seconde source de revenus. Enfin, elle possède encore de vastes immeubles, les *hôpitaux*, les *hospices*, les *maisons de secours ;* mais elle les utilise elle-même pour ses divers services hospitaliers, et, si ces immeubles constituent une richesse immense, ils ne donnent pas, comme les deux autres sortes de biens, un profit annuel. Nous devons dire, au contraire, que leur entretien et les travaux constants de réparation dont ils sont l'objet coûtent chaque année des sommes considérables. Nous verrons plus loin d'autres sources de revenus.

L'Assistance publique actuelle est la réunion de trois grandes institutions charitables établies depuis des siècles, et qui avaient encore leur existence distincte à la fin du siècle dernier. Ces trois institutions s'appelaient l'*Hôtel-Dieu*, l'*Hôpital général* et le *Grand Bureau des pauvres*.

De ces trois institutions, celle de l'*Hôtel-Dieu* était la plus ancienne. Avant la Révolution, l'administration de l'Hôtel-Dieu embrassait plusieurs autres établissements qui étaient comme des succursales : c'étaient l'hôpital Saint-Louis, l'hospice des Incurables-femmes (aujourd'hui hôpital Laennec), l'hôpital de la Santé ou de Sainte-Anne, et le cimetière de Clamart (aujourd'hui l'Amphithéâtre). L'Hôtel-Dieu recevait surtout les personnes atteintes de maladies aiguës et les femmes en couches.

L'*Hôpital général*, fondé en 1656 pour le *renfermement* des pauvres, ainsi que le portait l'édit de fondation, avait pour chef-lieu l'hôpital de la Pitié. Il comprenait en outre : l'hospice de la Salpêtrière, le château ou hospice de Bicêtre, l'hospice des Enfants-Trouvés ou Maison de la Couche, l'hôpital Saint-Antoine, autre asile des Enfants-Trouvés, l'hôtel Scipion, actuellement Boulangerie centrale, l'hospice du Saint-Esprit et l'hospice de Vaugirard. Ces divers établissements recevaient une population de 12.000 individus, infirmes et vieillards indigents.

Le *Grand Bureau des pauvres*, fondé en 1554, était une institution distincte qui se donnait pour mission de secourir les indigents. Elle possédait l'ancien hospice des Ménages ou hôpital des *Petites-Maisons*, situé rue de Sèvres. Mais le *Grand Bureau* secourait surtout les indigents sans les hospitaliser, c'est-à-dire en les laissant à leur domicile. Ce fut l'origine des *Bureaux de bienfaisance* qui fonctionnent de nos jours.

Du reste, nous trouvons, dans ces trois institutions, les trois grands services municipaux de l'Assistance publique. L'*Hôtel-Dieu* répond aux hôpitaux, l'*Hôpital général* aux hospices et maisons de retraite, et le *Grand Bureau* au service des secours à domicile.

La grande Révolution survint qui emporta dans son souffle puissant l'ancien régime et toutes les institutions qui en dérivaient. Nos trois administrations charitables n'échappèrent pas au bouleversement. Mais si elle détruisit la vieille société pourrie et chancelante, ce fut pour en rebâtir une nouvelle, saine et vigoureuse. Elle réunit les trois administrations en une, seule qui porta le nom d'*Administration des hôpitaux et hospices civils de Paris*. Cette organisation, après de nombreux tâtonnements, fut enfin déterminée par un arrêté de consuls, en date du 21 nivôse an IX, sur un projet de règlement présenté par M. Frochot, préfet de la Seine.

En vertu de cet arrêté, l'*Administration des hôpitaux et hospices* fut confiée à un *Conseil général* composé de onze membres. Ce conseil était lui-même assisté d'une *commission administrative* de cinq membres, chargés d'exécuter les ordres du conseil. Cette administration fut solennellement installée le 5 ventôse an IX (24 février 1801), par M. Frochot.

Le *Conseil général des hospices* s'appliqua tout d'abord à rétablir l'ordre dans toutes les parties de l'administration, dans la comptabilité, dans la perception des revenus, dans la distribution des secours, dans le fonctionnement et le régime des hôpitaux. La plupart des règlements qui virent le jour à cette époque sont encore aujourd'hui en vigueur.

Toutefois cette organisation péchait encore par un côté. Elle livrait aux cinq membres de la commission exécutive la direction des affaires, et ces cinq directeurs n'agissaient pas toujours avec un accord parfait. Elle fonctionna pourtant un demi-siècle, en rendant des services incontestables, jusqu'à la promulgation de la *loi du* 10 *août* 1849, qui organisa l'*Administration actuelle de l'Assistance publique.*

Le système inauguré par cette loi consiste surtout dans la réunion des pouvoirs du Conseil général et de sa commission exécutive entre les mains d'*un directeur unique et responsable.* J'appelle toute votre attention sur les principes et les rouages de la nouvelle organisation.

La transformation ainsi opérée ne manqua pas d'être critiquée. On lui reprocha de substituer un homme, sujet à être déplacé, soumis aux vicissitudes politiques, a tout un conseil d'hommes éclairés qui présentait plus de garanties de stabilité.

Les changements de directeurs amenant forcément des hommes nouveaux, peu initiés aux choses de l'administration, ne pouvaient qu'être préjudiciables à ses intérêts. La critique est aisée, mais la réplique n'est pas toujours difficile. Un des principaux auteurs de la loi du 10 janvier 1849, M. Dufaure, alors ministre de l'intérieur, fit en ces termes, devant l'Assemblée nationale, le procès de l'ancien système :

« Avec une administration collective, divisée entre un conseil dirigeant et une commission exécutive, point d'initiative libre et spontanée, point d'impulsion forte et féconde, point d'unité d'action et surtout point de responsabilité réelle et applicable. Car là où l'autorité est répartie entre plusieurs, nul n'est responsable individuellement, et la sévérité du pouvoir supérieur n'atteignant personne, la répression des abus devient impossible. »

Ces considérations firent impression sur l'Assemblée nationale, et la *loi du* 10 *Janvier* 1849, qui créait un directeur unique, fut votée. De par cette loi, l'administration des hôpitaux et hospices devint l'*Administration générale de l'Assistance publique*. Cette loi, qui crée, qui organise notre administration, est trop importante, pour que je néglige d'en mettre tous les articles sous vos yeux. Les voici :

LOI DU 10 JANVIER 1849.

Article premier. — L'administration générale de l'Assistance publique à Paris comprend le service des secours à domicile et le service des hôpitaux et hospices civils.

Cette administration est placée sous l'autorité du préfet de la Seine et du ministre de l'Intérieur ; elle est confiée à un directeur responsable, sous la surveillance d'un Conseil dont les attributions sont ci-après déterminées.

Art. 2. — Le directeur est nommé par le ministre de l'Intérieur sur la proposition du Préfet de la Seine.

Art. 3. — Le directeur exerce son autorité sur les services intérieurs et extérieurs. Il prépare les budgets, ordonnance toutes les dépenses et présente le compte de son administration. Il représente les établissements hospitaliers et de secours à domicile en justice soit en demandant, soit en défendant. Il a la tutelle des enfants trouvés, abandonnés et orphelins et aussi celle des aliénés.

Art. 4. — Les comptes et budgets sont examinés, réglés et approuvés, conformément aux dispositions de la loi du 18 juillet 1837 sur les attributions municipales.

Art. 5. — Le Conseil de surveillance est appelé à donner son avis sur les objets ci-après énoncés :

1° Les budgets, les comptes et en général toutes les recettes et dépenses des établissements hospitaliers et de secours à domicile ;

2° Les acquisitions, échanges, ventes de propriétés et tout ce qui intéresse leur conservation et amélioration;

3° Les conditions des baux à ferme et à loyer, des biens affermés ou loués par ces établissements, ou pour leur compte ;

4° Les projets de travaux neufs, de grosses réparations ou de démolition;

5° Les cahiers des charges des adjudications et exécution des conditions qui y sont insérées ;

6° L'acceptation ou la répudiation des dons et legs faits aux établissements hospitaliers et de secours à domicile ;

7° Les placements de fonds et les emprunts ;

8° Les actions judiciaires et les transactions ;

9° La comptabilité tant en deniers qu'en matières ;

10° Les règlements de service intérieur des établissements et du service de rente, et l'observation desdits règlements ;

11° Toutes les questions de discipline concernant les médecins, chirurgiens et pharmaciens ;

12° Toutes les communications qui lui seraient faites par l'autorité supérieure et par le directeur ;

Les membres du Conseil de surveillance visiteront les établissements hospitaliers et de secours à domicile aussi souvent que le Conseil le jugera nécessaire.

Art. 6. — Les médecins, chirurgiens et pharmaciens des hôpitaux et hospices sont nommés au concours. Leur nomination est soumise à l'approbation du ministre de l'Intérieur. Ils ne peuvent être révoqués que par le même ministre, sur l'avis du Conseil de surveillance : sur la proposition du préfet de la Seine.

Art. 7. — Les médecins et chirurgiens, attachés au service des secours à domicile, sont également nommés au concours ou par l'élection de leurs confrères : ils sont institués par le ministre de l'Intérieur. Ils peuvent être révoqués par le même ministre sur l'avis du Conseil de surveillance.

Ce serait une erreur de croire que le directeur de l'Assistance publique, créé par la loi du 10 janvier 1849, est investi d'une autorité absolue, sans contrôle. Cette loi a institué au contraire à côté de lui, comme nous venons de le voir, un *Conseil de surveillance*, dont le nom indique assez les fonctions.

Un arrêté gouvernemental du 24 avril 1849 a déter-

miné comme suit la composition du Conseil de surveillance. Ce conseil comprend :

Le préfet de la Seine, président ;
Le préfet de police ;
Deux membres du Conseil municipal ;
Deux maires ou adjoints de Paris ;
Deux administrateurs des bureaux de bienfaisance ;
Un membre du conseil d'Etat ;
Un membre de la Cour de cassation ;
Un médecin des hôpitaux ;
Un chirurgien des hôpitaux ;
Un professeur de la Faculté de médecine ;
Un membre de la Chambre de commerce ;
Un membre d'un des conseils de prud'hommes ;
Cinq membres pris en dehors de ces diverses caté-
gories. — Ce conseil est renouvelé par tiers tous les
deux ans.

Comme vous le voyez, il se compose d'hommes
choisis dans des fonctions variées, la plupart émi-
nentes. C'est assez dire combien un semblable conseil
réunit de compétences, de lumières, et combien il
offre de garanties à tous les points de vue pour la
bonne gestion des affaires. Un directeur, qui a pour
le contrôler un pareil groupe d'hommes, est puissamment secondé dans sa tâche. Le législateur lui a donné
les moyens de la bien remplir.

Je terminerai cette leçon par quelques mots sur la
fortune et sur le *budget des hôpitaux*.

Avant la Révolution, l'Hôtel-Dieu, l'Hôpital général
et le Grand Bureau des pauvres avaient ensemble un
revenu évalué à 8.088.000 livres. C'était alors une
fortune colossale qui valait bien un revenu de 15 à
20 millions de nos jours.

Aujourd'hui, l'Assistance publique a une fortune

propro sensiblement inférieure. Ses revenus mobiliers
et immobiliers forment un total de 6.533.700 francs (1)
chiffre inscrit au budget de l'année 1888). C'est
encore un joli denier.

Mais ce n'est rien comparativement au total des
recettes qui figurent chaque année au budget de l'administration, et qui s'élèvent annuellement à plus de
40 millions de francs. Ainsi, le budget de 1889 présente en recettes ordinaires et extraordinaires un total
général de 41.282.000 francs. Il faut vous donner ici
une idée de ce qu'est *un budget.*

On appelle ainsi un état qui contient par avance, en
manière de prévision, le détail des *recettes* et des
dépenses d'une *année* ou *exercice.* Ainsi, le gouvernement prépare le *budget de l'État* qui est discuté par
les Chambres.

Chaque année, on établit à l'avance pour l'année
suivante, le montant des recettes et des dépenses à
faire. Ce travail a pour base le budget de l'année précédente qui est modifié dans telle ou telle de ses pré-
visions, selon les circonstances.

L'Assistance publique a donc aussi *son budget* à préparer d'une année sur l'autre. Il faut bien qu'elle pré-
voie ses dépenses, dans la mesure du possible, et
qu'elle constate si les recettes à prévoir balanceront
les dépenses. Autrement, il faudrait de toute nécessité ou chercher des recettes nouvelles ou diminuer
le chiffre des dépenses. Il n'y a pas de bonne administration sans un budget bien établi. L'Assistance
publique se conduit en cela comme un bon père de
famille qui ne doit pas s'aventurer dans des opérations
onéreuses, avant de s'être assuré qu'il agit dans la

1. Il convient d'ajouter à cette somme celle de 1.631.700 francs,
montant des recettes des fondations, qui ont un revenu distinct.

mesure de ses moyens et qu'il disposera au moment voulu des ressources nécessaires.

Pour vous donner une idée de certaines dépenses, voici quelques chiffres du budget hospitalier de l'année 1888.

Appointements du personnel attaché au service des malades et administrés (surveillants, médecins, chirurgiens, pharmaciens externes, suppléants et infirmiers) . . . . 2.534.700 fr.

Réparation des bâtiments. 1.102.000
Service de la pharmacie. 952.300
Service de la boulangerie. 1.320.000
Service de la boucherie. 2.748.100
Service de la cave. 1.717.000
Comestibles divers. 3.304.800
Savez-vous ce que coûtent le *chauffage* et l'*éclairage*? 1.734.400
Et le *blanchissage* seul? 736.000

Tous ces chiffres sont énormes, et pour qu'ils ne soient pas grossis outre mesure, pour qu'il n'y ait pas de gaspillage dans la multiplicité des services, il faut que l'administration y apporte une surveillance, un contrôle de tous les instants ; il faut surtout qu'elle s'entoure de fonctionnaires honnêtes, consciencieux, délicats, depuis les directeurs jusqu'aux infirmiers. Car vous aussi, vous êtes appelés, dans la limite de vos fonctions, si modestes qu'elles soient, à faire acte de conservation en toutes choses et à veiller aux intérêts de l'Assistance publique.

En additionnant toutes les dépenses prévues pour 1888, on arrive à un total de. . . . . 41.282.000 fr.

Pour *équilibrer* le budget, il faut donc arriver à un total égal de *recettes*.

Les *revenus mobiliers* et *immobiliers* de l'administra-
ion donnent, comme il a été dit plus haut, un chiffre
le. . . . .   6.353.700 fr.

Le *droit des pauvres*, dont j'aurai l'occasion de parer dans la prochaine leçon, représente une somme
le. . . . .   3.310.000 fr.

Le *remboursement des frais de séjour* dans les divers
établissements donne. . . . .   2.530.900 fr.

Recettes provenant des fondations. .   1.631.700 fr.

Toutes les recettes de l'administration additionnées
produisent un total de. . . . .   20.969.800 fr.

Il manque donc plus de 20 millions pour atteindre
le chiffre des dépenses prévues. Il faut donc un supplément de recettes égal à cette différence pour équilibrer le budget. Ce supplément de recettes, qui le
fournit ? c'est la ville de Paris.

Chaque année, une *subvention considérable*, votée
par le Conseil municipal, vient parfaire le chiffre
nécessaire aux dépenses de l'administration de l'Assistance publique. Cette subvention égale à peu près la
moitié de nos dépenses. La ville de Paris s'impose
donc tous les ans de grands sacrifices pour secourir
les malheureux, pour entretenir les services hospitaliers. Elle ne fait du reste que remplir en cela un devoir social, celui que la célèbre *Déclaration des droits
de l'homme* du 24 juin 1793 a formulé en ces termes :

« *Les secours publics sont une dette sacrée.*
« *La société doit la subsistance aux citoyens malheureux, soit en leur procurant du travail, soit en assurant les
moyens d'exister à ceux qui sont hors d'état de travailler.* »

Telle est la loi de solidarité sociale que l'Assistance
publique est chargée d'exécuter au nom de la ville de
Paris.

TROISIÈME LEÇON.

Aperçu des services de l'assistance publique — Histoire de l'Hôtel-Dieu et de la Pitié.

Mesdames, Messieurs,

Nous avons étudié sommairement, dans notre dernière leçon, l'*organisation actuelle* et le *budget* de l'Assistance publique. Jetons maintenant un coup d'œil rapide sur les *divers services* et sur les *établissements* hospitaliers.

L'administration de l'Assistance publique compte : un établissement central, le chef-lieu de l'administration, situé avenue Victoria ;

38 hôpitaux où hospices,

7 établissements de services généraux.

30 agences d'enfants-assistés,

3 établissements-écoles affectés au même service,

1 maison de dépôt à Thiais,

20 bureaux de bienfaisance dans Paris,

et 53 maisons de secours ; en tout :

153 établissements.

Cette nomenclature peut servir à donner une première idée de l'importance de l'administration.

Le chef-lieu se divise en cinq grands services, savoir : 1° Le *Secrétariat général* qui a tout le personnel dans ses attributions ; — 2° la *division des hôpitaux et hospices et des secours* : — 3° la *division du domaine et de la comptabilité* ; — 4° la *caisse* ; — 5° la *division des enfants assistés et des enfants moralement abandonnés.*

Les 38 établissements hospitaliers se subdivisent d'abord en deux catégories ; les *hôpitaux*, où l'on reçoit et où l'on traite les malades et les blessés ; les *hospices* où l'on recueille les vieillards indigents et

2.

les infirmes incurables de tout âge, ou plus exactement au-dessus de 21 ans.

Dans le public le mot *hospice* s'emploie communé-
ment pour celui d'*hôpital*, et l'on dit : l'*hospice de la
Pitié*, l'*hospice Laënnec*. Cette confusion provient de
deux causes. Autrefois, les deux mots qui ont la même
étymologie, comme provenant du mot latin : HOSPITIUM,
qui veut dire hospitalité, avaient la même significa-
tion, et ils l'ont gardée dans le langage populaire.

En second lieu, le mot d'*hôpital* est banni de la con-
versation comme plus effrayant et plus déplaisant que
celui d'*hospice*. C'est une bizarrerie du langage.

Nous devons naturellement accepter la distinction
bien établie entre ces deux termes, et parler la langue
administrative qui consacre une différence bien mar-
quée entre les *hôpitaux* et les *hospices*.

Les hôpitaux se divisent eux-mêmes en *hôpitaux
généraux* et *hôpitaux spéciaux*.

Les *hôpitaux généraux* sont ceux où l'on soigne
indifféremment toutes les maladies aiguës et toutes les
blessures. Ce sont : l'Hôtel-Dieu, — la Pitié, — la
Charité, — Saint-Antoine, — Necker, — Cochin, —
Beaujon, — Lariboisière, — Tenon, — Laënnec, —
Bichat, — Andral ou les Tournelles, — Broussais ou
les Mariniers, — la Maison de Santé. En tout 14 maisons, et encore faut-il faire une distinction pour Laënnec et Broussais, qui sont moitié hôpitaux, moitié
hospices, et pour la *Maison de santé* dont nous repar-
lerons.

Les *hôpitaux spéciaux* sont ceux où l'on n'admet
que certaines catégories de malades : Saint-Louis, les
maladies de peau, — Midi et Lourcine, les *maladies vénériennes*, — la Maison d'accouchement, la Clinique pour
les *femmes en couches*, — les Enfants-Malades, Forges-
les-Bains, Trousseau, la Roche-Guyon, Berck-sur-Mer,

pour les maladies d'enfants. Voilà pour les hôpitaux.

Les *hospices* se divisent d'autre part en *hospices* proprement dits, en *maisons de retraite* et en *fondations.*

Les *hospices* proprement dits, où le traitement est gratuit, sont : Les Enfants-Assistés (établissement spécial), la Salpêtrière, Bicêtre, l'hospice d'Ivry et celui de Brévannes.

Les *maisons de retraite*, où l'on paie une pension annuelle, ou une somme en entrant, sont : la Rochefoucauld, les Ménages, Sainte-Périne.

Les *fondations*, qui vivent de leurs ressources propres et qui ont un revenu à part, sont : Saint-Michel et Lenoir-Jousseran à Saint-Mandé, — la Reconnaissance à Garches, — Devillas à Issy. — Chardon-Lagache à Auteuil, — l'asile Lambrechts à Courbevoie, — l'orphelinat Riboutté-Vitalis à Forges-les-Bains.

Pour sortir de cette nomenclature un peu aride, prenons l'historique des deux premiers hôpitaux, l'*Hôtel-Dieu*, la *Pitié.*

L'histoire de l'*Hôtel-Dieu*, c'est l'histoire de l'hôpital type, résumant, toute proportion gardée, la genèse et le développement des vieux établissements de bienfaisance. La recherche des commencements de l'Hôtel-Dieu nous amène à jeter rapidement les yeux sur la pratique de la bienfaisance dans les temps antiques.

Dans les sociétés anciennes même les plus civilisées, telles que celles de la Grèce et du peuple romain, l'hôpital était inconnu. Mais on y pratiquait largement l'hospitalité, *hospitium*, d'où est venu le nom d'hospice et celui d'hôpital, autrefois *hospital.*

Chez les Gaulois et les Francs, nos ancêtres, chez les Germains, de même que chez les Romains et les Grecs, les mœurs étaient très hospitalières. Les voyageurs pauvres et les mendiants trouvaient toujours porte ouverte et table mise, bon souper, bon gîte et... c'est assez.

Les sentiments de famille, très développés chez les anciens, avaient fait établir dans la maison une infirmerie privée où l'on soignait les membres de la famille et même les esclaves. Le local consacré à cet usage s'appelait à Rome le *valetudinarium*, c'est-à-dire le local des valétudinaires, des convalescents, la chambre de santé.

Mais les mœurs se corrompirent ; la misère s'accrut dans les grandes villes ; les malades indigents se trouvèrent sans secours. Ce fut alors, dans les premiers siècles de notre ère, que la charité privée s'ingénia d'un moyen très efficace pour soigner les misérables. C'est une dame romaine, très riche et très charitable, qui paraît avoir inventé l'hôpital. Elle se nommait *Fabiola* et elle vivait au IIIe siècle de notre ère. Elle fit bâtir sur les bords du Tibre une vaste maison pour recevoir les infirmes et les malades indigents. Cette généreuse idée piqua l'émulation des âmes bien nées, et l'on vit les maisons hospitalières se multiplier.

Le *premier hôpital connu en France* fut fondé à *Lyon* par le roi Childebert au VIe siècle.

Enfin, on estime que c'est vers la fin du siècle suivant que l'*Hôtel-Dieu* fut érigé par saint Landry, évêque de Paris, en face de la cathédrale, c'est-à-dire à peu près sur l'emplacement qu'il occupe aujourd'hui. Les débuts de cet établissement sont obscurs. Le premier titre authentique qui en fasse mention est une charte de l'évêque de Paris, Inchad, en date de l'an 829. A cette époque, l'Hôtel-Dieu s'appelait *hôpital de Saint-Christophe*. Il consistait vraisemblablement dans une bâtisse médiocre, dans une *maladrerie*

comme on disait au Moyen Age, et les soins de tout
genre que les malheureux y recevaient devaient être
fort restreints.

La *première dotation* connue pour avoir enrichi
l'Hôtel-Dieu est celle de l'évêque Inchad qui lui aban-
donna la *dîme* des terres situées à Châtenay, Andrézy,
Chevigny, Bagneux et l'Hay. Cette dîme appartenait
auparavant à l'Eglise de Paris.

On appelait *dîme* la dixième partie des récoltes de
tout genre qui était prélevée par le clergé sur les
agriculteurs et les paysans. Les seigneurs prélevaient
eux aussi une dîme. L'état frappait ensuite les
malheureux paysans de *tailles* ou *contributions*. — Il y
avait en outre des *corvées* de toute sorte, des *droits
seigneuriaux* exorbitants.

Parmi les *corvées*, on cite celle qui imposait aux
manants l'obligation de battre les étangs à coups de
gaule toute la nuit, pour empêcher les grenouilles de
troubler pas leurs coassements le sommeil des habitants du château. — Parmi les *droits seigneuriaux*, il
y avait le *droit du seigneur.*

C'est ainsi qu'autrefois le clergé s'entendait à merveille avec les nobles pour pressurer et abrutir les
paysans. C'était ce que certaines personnes regrettent
et appellent le *bon vieux temps.*

Heureusement, dans les villes, à Paris surtout, nous
voyons, dans ce temps calamiteux, la charité privée
intervenir de temps à autre pour la fondation et
l'agrandissement des hôpitaux.

La *seconde dotation* très importante, qui apparaît
dans l'histoire, est celle des chanoines de Notre-Dame,
en 1168, qui donnent, avec l'argent des quêtes, chacun
un lit à l'Hôtel-Dieu, c'est-à-dire l'argent nécessaire
pour l'entretien d'un lit. Pendant quelque temps, tous

les chanoines imitèrent cet exemple, et l'hôpital finit par avoir des ressources sérieuses.

C'est au XII° siècle que nous voyons apparaître le nom de Maison de Dieu, *Domus Dei*, appliqué à l'hôpital et d'où est venu le nom actuel d'*Hôtel-Dieu*.

Les rois de France contribuèrent tour à tour à la fortune de l'Hôtel-Dieu. Un édit de Henri IV lui attribua un droit de dix sous sur chaque minot de blé qui se vendait à Paris et dans les environs. Un édit de Louis XIII lui accorda trois sous sur les trente sous qui se percevaient pour l'entrée de chaque muid de vin dans Paris. — Le régent, Philippe d'Orléans, lui accorda un droit de 1/9 sur le prix d'entrée dans les spectacles de Paris. Ce droit existait déjà, en vertu d'un édit de 1690, au profit de l'Hôpital général dont la Pitié était le chef-lieu.

L'Hôtel-Dieu profita donc d'une nouvelle taxe qui vint s'ajouter à la première, et les deux taxes réunies prirent à peu près le quart des recettes des théâtres. C'est là l'origine du *droit des pauvres* qui subsiste encore aujourd'hui et qui rapporte 3 millions par an à l'Assistance publique. Il a été établi et maintenu en vertu de ce principe que les riches, les oisifs, ceux qui ont de l'argent et mènent la vie joyeuse, doivent faire sur leurs plaisirs une part pour les malheureux.

Autrefois, le *droit des pauvres* se percevait d'une façon compliquée, vexatoire. Quand on allait au théâtre, on se rendait d'abord à un premier guichet pour payer le prix de sa place, puis à un second pour verser le montant du droit des pauvres. Vous voyez quelles lenteurs, quels ennuis naissaient de ce système. Il y a cinquante ans environ, il se fit une heureuse entente entre l'administration des hospices et les théâtres, pour n'avoir qu'un seul guichet. L'administration hospitalière préleva le dixième du prix des

entrécs sur la recette totale, encaissée par le théâtre.
Cette combinaison permit au directeur du théâtre
d'établir un nouveau tarif à leur profit.

Une querelle, qui renaît tous les trois ou quatre ans,
consiste, de la part des directeurs de théâtre, à
demander la suppression du droit des pauvres qui les
ruine, qui les conduit à la faillite. Ils le disent du
moins, et ils oublient cette réunion de deux guichets
en un seul qui leur a permis de modifier les tarifs à
leur guise et de supprimer le guichet des pauvres,
cause de tant d'encombrements et de discussions à
l'entrée des théâtres.

Mais nous voici loin de l'histoire de l'Hôtel-Dieu.
Nous avons vu qu'il s'est appelé d'abord l'hôpital de
Saint-Christophe, puis Maison de Dieu, Hôtellerie de
Dieu, Hôtel-Dieu. Il a gardé ce dernier nom, sauf pendant la Révolution où il a été appelé: *Le grand Hospice d'humanité*. C'était un peu long. La Révolution qui
a réalisé tant de progrès, et donné par exemple aux
mois de si jolis noms: *Germinal, Floréal, Prairial,
Fructidor, Messidor, Thermidor*, etc., a été moins heureuse dans le choix de cette dénomination: *Le grand
Hospice d'humanité*.

Seulement, rendons-lui vite cette justice qu'elle
améliora d'une façon considérable la situation des malheureux traités dans les hôpitaux et dans les hospices. La manière dont les malades et les vieillards
étaient traités sous l'ancien régime, dans ce temps que
certaines personnes appellent encore le bon vieux
temps, est lamentable et dépasse en misère tout ce que
l'imagination peut rêver.

Il existe dans les archives de l'Assistance publique
une ancienne gravure représentant une salle de malades. Sur un sol carrelé de pierres blanches et noires,

sont posés quatre lits si rapprochés les uns des autres qu'ils se touchent, sans laisser de passage entre eux. Il y a deux malades couchés dans chaque lit, en état de complète nudité. Vous croyez peut-être que le peintre a noirci le tableau à dessein, pour critiquer avec véhémence la mauvaise installation du temps? Erreur! il a embelli les choses, il n'a pas représenté le mal dans toute son horreur.

Tous les historiens qui ont parlé de l'Hôtel-Dieu s'accordent à dire que chaque lit recevait quatre, cinq et même six personnes à la fois. Nous lisons dans un *édit de François I*[er], en date du 14 mars de l'an de grâce 1515:

« Outre les dites pauvretés (l'édit venait d'énumérer l'étroitesse des salles, la pénurie des secours, le manque de ressources de tout genre) outre les dites pauvretés, les malades frappés de la peste, amenés au dit Hôtel-Dieu par faute de logis, sont couchés parmi les autres malades et en mêmes lits; dont ensuivent de grands inconvénients, tellement que pour un malade y en a huit ou dix, à cause de la contagion de la dite pestilence... »

Cette incroyable situation ne paraît pas s'être modifiée durant les siècles qui suivent. En 1630, l'Hôtel-Dieu contenait en moyenne 2.800 malades par jour. Il n'y avait pas 1.500 lits. En 1786, un homme de bien un médecin éminent, qui a donné son nom à un hôpital, *Tenon*, retraçait, dans un ouvrage fameux, l'état de l'Hôtel-Dieu. En voici un passage:

« Paris s'accroît, l'Hôtel-Dieu est son infirmerie naturelle; il n'est plus de proportion entre la ville, se environs, et leur infirmerie. Le pauvre y est pressé quatre et six couchent dans le même lit... »

Comment, direz-vous, six malades pouvaient-il

tenir dans un seul lit? Il y a une explication à vous donner : les lits d'alors étaient fabriqués en conséquence et d'une largeur au moins double de celle des lits actuels. Mais il n'en existait pas moins un entassement effroyable de maladies, de plaies, de cadavres et de mourants dans un même lit.

Nous lisons encore dans un *Rapport de La Rochefoucauld-Liancourt*, député à l'Assemblée nationale, en 1791 :

« L'Hôtel-Dieu contient vingt-cinq salles pour les malades ; douze sont destinées aux hommes, il y en a treize pour les femmes. Ces salles sont garnies de 1.877 lits, grands, petits ou moyens. Les grands contiennent quatre, et quelquefois jusqu'à six ou huit malades à la fois. Chacun des petits lits n'est occupé que par une seule personne. Les lits moyens sont partagés en deux par une cloison de planches et reçoivent deux malades couchés ainsi séparément. »

Cuvier, le grand naturaliste, disait à la même époque que « les souffrances de l'enfer devaient surpasser à peine celles des malheureux, serrés les uns contre les autres, étouffés, brûlants, ne pouvant remuer ni respirer, sentant quelquefois un ou deux morts entre eux pendant des heures entières. »

Le jour où Tenon visita l'Hôtel-Dieu, il y avait 1.210 lits contenant 3.418 malades. Plusieurs de ces lits avaient des impériales, c'est-à-dire un premier étage, composé d'un plancher recouvert d'un matelas, où gisaient en l'air plusieurs malades. Il fallait une échelle pour arriver jusqu'à eux. Une seule salle, celle de Saint-Charles-Saint-Antoine, contenait, selon les nécessités du service, de 360 à 820 fiévreux. La mort fauchait dans le tas du matin au soir et du soir au matin. Cette situation navrante n'était pas particulière à l'Hôtel-Dieu. Les autres hôpitaux avaient le même aspect de vastes charniers, où se trouvaient confondus, gisant sur les mêmes grabats, morts et mourants.

Il fallut le grand souffle de la Révolution pour assainir tout cela, pour détruire d'aussi abominables abus, pour transformer un régime aussi odieux. En 1793, le maire de Paris, *Fleuriot* et l'agent national, *Payan*, s'avisèrent d'un moyen bien simple pour avoir de la place. Ils réunirent à l'Hôtel-Dieu le palais de l'Archevêché, qui était alors dans le voisinage; ils meublèrent le tout, et ils couchèrent ainsi chaque malade dans un lit séparé. La commune de Paris pourvut à la dépense.

A la même époque, un grand médecin, *Philippe Pinel*, dont la statue décore depuis quelques années la place de la Salpêtrière, faisait tomber les chaînes de fer qui meurtrissaient les pieds et les mains des fous enfermés à Bicêtre, puis des folles enfermées à la Salpêtrière.

Il y eut alors de grands progrès réalisés dans le régime intérieur des hôpitaux et des hospices, et c'est à la Révolution qu'ils sont dus. Grâce à elle, grâce aux sentiments d'humanité, de fraternité qu'elle fit éclore, les malheureux connurent enfin des jours meilleurs, et le peuple, naguère courbé sous le poids de sa misère, releva le front.

Terminons rapidement l'histoire de l'Hôtel-Dieu. Cet hôpital s'élevait autrefois sur les deux rives de la Seine, et l'on se rendait d'une rive à l'autre par un pont couvert. La masse des vieux bâtiments de la rive droite a été jetée à bas en 1877, alors que le nouvel ôpital, très coûteusement bâti, s'élevait déjà sur l'autre ôté de la place du Parvis-Notre-Dame. — L'Hôtel-ieu contient 539 lits.

Je m'étendrai moins longuement sur la *Pitié*, mal-ré l'intérêt particulier que présente pour nous cet ôpital. Au commencement du XVII° siècle, les pau-res et les mendiants, qui pullulaient dans Paris, de-naient un danger pour l'ordre et la sécurité publics. in de couper court au mal, l'autorité leur ouvrit des iles, et la Maison de la Pitié fut choisie d'abord, vec la Salpêtrière, pour être un lieu de *renfermement* our les pauvres. C'est en 1656, au commencement du ègne de Louis XIV, qu'elle fut ouverte à cet effet.

Il y eut, comme nous l'avons vu dans une précé-ente leçon, tout un groupe de maisons constituant institution de l'*Hôpital général*, dont la Pitié était le hef-lieu. Sa destination changea. Cet hôpital fut ffecté ensuite à l'éducation des enfants pauvres, et il orta sous la Révolution le nom d'*Hospice de la* *Patrie.*

En 1800, il devint ce qu'il est aujourd'hui, un ôpital ordinaire, formant alors un annexe de l'Hôtel-ieu. Il est aujourd'hui un des établissements les plus nportants de l'Assistance publique. Il contient 712 ts, sans compter les brancards, ou lits volants que on met par surcroît au milieu des salles, en cas de esoin. Il renferme en outre une *Ecole professionnelle* estinée à former des sous-employés, hommes et fem-es, instruits et capables de diriger des services de nalades.

J'espère que vous répondrez, tous et toutes, à cette ttente, et que vous ferez honneur à cette institution.

QUATRIÈME LEÇON.

Etudes sommaires sur quelques hôpitaux, sur les établissements de services généraux, sur les hospices et maisons de retraite, sur le service des secours à domicile.

MESDAMES, MESSIEURS,

Nous terminerons aujourd'hui l'étude des services principaux de l'Assistance publique. Nous avons esquissé dans la leçon précédente l'historique de deux hôpitaux : l'Hôtel-Dieu et la Pitié. Nous n'avons pas l'intention de nous étendre longuement sur l'histoire des autres. Ce serait vous bourrer la mémoire de faits et de dates multipliés, inutiles pour le but que nous poursuivons. Citons seulement quelques détails présentant de l'intérêt.

L'*Hôpital Saint-Louis*, affecté aujourd'hui aux maladies de la peau, fut créé au commencement du xviie siècle par un édit de Henri IV, qui l'avait destiné au traitement des malades atteints de la peste. Il y avait eu, en moins de 50 ans, deux épidémies de ce mal terrible, qui a sévi pendant des siècles sur nos contrées et qui, par une curieuse transformation des calamités humaines, a disparu dans nos temps pour faire place au choléra, digne frère de sa sœur aînée. La première de ces deux pestes, celle de 1562, avait été si meurtrière que 68.000 personnes avaient succombé à l'Hôtel-Dieu. Les entassements, dont nous parlions l'autre jour, n'ont pas contribué pour peu à cette effroyable mortalité. En bâtissant un hôpital pour isoler le traitement de la peste, Henri IV lui donna le nom de Saint-Louis, en souvenir du roi de France, mort en Afrique de cette maladie contagieuse.

L'*Hôpital de la Charité*, fondé à la même époque, doit son nom aux frères de la Charité, qui en eurent la direction.

Saint-Antoine, beaucoup plus récent, a été ouvert par décret de la Convention du 17 janvier 1795, dans les bâtiments d'une ancienne abbaye, portant alors le nom de Saint-Antoine-des-Champs.

L'hôpital le plus peuplé est l'hôpital Saint-Louis, qui compte 853 lits. Vient ensuite l'Hôpital Tenon avec 825 lits; en troisième lieu la Pitié avec 712 lits. L'Hôtel-Dieu n'a, comme nous l'avons vu, que 559 lits.

Le *nombre de lits* de tous les hôpitaux dépendant de l'Assistance publique est de 11.593, d'après le budget de 1889. Les *brancards* ne sont pas compris dans ce dénombrement.

En même temps qu'elle soigne chaque jour 12.000 malades environ dans ses hôpitaux, l'Administration reçoit dans les hospices et maisons de retraite 11.623 individus.

Le nombre des *enfants assistés* et *moralement abandonnés*, qui sont à sa charge constamment, dépasse le chiffre de 30.000. Une statistique récente donne en effet 26.000 enfants assistés et près de 4.000 enfants moralement abandonnés.

On appelle *enfants assistés* ceux qui sont abandonnés par leurs parents et qui sont élevés par l'Administration jusqu'à leur majorité. Ceux-là sont sous la tutelle de l'Assistance publique. Les parents ne savent pas l'endroit où ils sont placés, où ils grandissent, où ils travaillent. Toutefois ils peuvent avoir tous les trois mois de leurs nouvelles en s'adressant au bureau des Enfants-Assistés, avenue Victoria. Là, il leur est délivré un bulletin portant que l'enfant est vivant ou mort, sans autre détail.

Les parents peuvent néanmoins reprendre leur enfant, s'ils justifient d'une position convenable et de moyens d'existence suffisants pour l'élever eux-mêmes.

Dans le cas où les parents seraient devenus riches, ils sont tenus de payer à l'Administration les frais d'éle-vage de leur enfant, avant qu'il leur soit rendu.

C'est pour conserver à la vie de petits êtres rejetés par leurs mères, déposés sur la voie publique, et aussi pour prévenir et diminuer les infanticides que *l'hospice des Enfants-Trouvés*, devenu *l'hospice des Enfants-Assistés*, a été ouvert et qu'il rayonne sur 12 départe-ments, avec 30 agences de surveillance.

L'hospice lui-même, qui contient 780 lits ou berceaux, est surtout affecté à un *service de dépôt*. Il reçoit, à *titre temporaire*, les enfants des malades indigents recueil-lis dans les hôpitaux ; il les garde pendant la durée du traitement des parents, et quand ces derniers sor-tent de l'hôpital, les enfants mis au dépôt leur sont rendus.

Les *enfants moralement abandonnés* sont recueillis par l'Administration à l'âge de 6 ans au moins, alors qu'ils se trouvent délaissés par leurs parents, qu'ils sont en état de vagabondage dans Paris et en passe de devenir de mauvais sujets. L'Administration les prend, les met à l'école ou en apprentissage; mais elle a besoin, vis-à-vis de cette catégorie d'enfants qui ne sont pas sous sa tutelle, du consentement des parents qui ont le droit de savoir où ils sont, ce qu'ils deviennent. Car ces enfants n'ont pas été abandonnés matériellement par leurs parents, comme les enfants assistés ; ils n'ont été que laissés sans surveillance, abandonnés moralement. Ici, l'Administration inter-vient pour arracher ces pauvres petits êtres à la misère, au vice, et pour en faire d'honnêtes ouvriers, de bons sujets.

Parmi les services importants que possède l'Assis-tance publique en dehors des hôpitaux, nous devons encore citer les *deux services d'aliénés* de Bicêtre et de la Salpêtrière, comprenant 840 aliénés à Bicêtre, 720 aliénées à la Salpêtrière.

La loi du 10 janvier 1849 conférant au Directeur de l'Assistance publique la tutelle des aliénés, cette administration avait autrefois dans ses dépendances *tout le service des aliénés* du département de la Seine. Ce service comprend, outre les deux quartiers d'aliénés de Bicêtre et de la Salpêtrière, les asiles de Sainte-Anne, de Villejuif, de Vaucluse et de Ville-Evrard.

Comme il intéresse aussi bien toutes les communes du département de la Seine que Paris, il a été enlevé à deux reprises, depuis vingt-cinq ans, contrairement à la loi de 1849, à l'Assistance publique, sous prétexte qu'elle n'est qu'une institution municipale, pour être confié à la Préfecture de la Seine. Les *Enfants-Assistés* sont dans le même cas, et pourtant ils sont restés à juste titre, dans le giron de l'Assistance publique. Il serait vivement à désirer qu'il en fût de même pour les *aliénés*, l'administration de l'Assistance publique étant évidemment mieux organisée pour la bonne direction d'un semblable service, au point de vue du personnel et de l'économie.

Mais revenons à notre sujet. Nous avons dit tout à l'heure 12.000 malades, 11.500 administrés, et 30.000 enfants assistés ou moralement abandonnés.

On peut donc estimer à 54.000 personnes la population de tout âge secourue par l'administration dans ses divers services hospitaliers, en dehors du service des secours à domicile. Si l'on évaluait à 2 francs par jour la dépense moyenne occasionnée par chaque individu tant en nourriture qu'en médicaments, on arriverait à une dépense totale annuelle de 40.000.000 de francs. Or, le budget s'élève à ce chiffre. Il ne resterait rien pour payer les employés, les surveillantes, les médecins, les infirmières.

Il ne resterait rien pour réparer les bâtiments, remplacer le matériel, renouveler les lingeries, acheter les instruments, etc. Or, comme il faut des millions pour satisfaire à tous les besoins autres que ceux de la nourriture et de la pharmacie, c'est assez dire que l'Administration se montre sagement économe et gère toutes ses maisons en bonne et prévoyante mère de famille.

Ce qui lui facilite cette tâche, c'est le fonctionnement de ses *établissements de services généraux*. On comprend sous cette dénomination, comme nous l'avons vu, la *Pharmacie centrale*, la *Cave centrale*, la *Boucherie centrale*, la *Boulangerie centrale*, le *Magasin central* et l'*Approvisionnement général*. — L'épithète de *centrale* accolée à chacun des noms de ces établissements indique bien qu'on y centralise toutes les denrées et objets de grande consommation.

Grâce à ces établissements, l'Administration évite l'intermédiaire du commerce de détail. Elle est elle-même, pour ainsi dire, son propre pharmacien, son boulanger, son boucher, son marchand de vin, de comestibles, de meubles, de mercerie, et d'une foule d'articles divers. Elle emmagasine les matières premières et elle fabrique elle-même.

Ainsi, elle achète les blés en gros et elle fait le pain des hôpitaux et des hospices à la *Boulangerie centrale* où elle a des meules pour moudre le grain, des pétrins pour préparer la farine et des fours pour la cuire. Elle fabrique même du pain contre remboursement pour les *asiles d'aliénés* du département de la Seine, Sainte-Anne, Villejuif, et pour d'autres établissements qui y trouvent leur avantage.

3.

Le *Magasin central*, installé boulevard de l'Hôpital, sur les terrains de la Salpêtrière, fournit tout le linge et l'habillement, la literie, la brosserie, la sparterie, les pâtes alimentaires, les légumes secs.

L'*Approvisionnement général*, installé dans un coin des Halles, fournit les légumes frais, le poisson, les œufs, la volaille, le gibier, ou, pour mieux dire, le lapin.

La *Pharmacie centrale*, installée sur le quai de la Tournelle, est un vaste laboratoire où des mains exercées préparent et distillent toutes les drogues, tous les poisons que l'on emploie pour rendre aux gens la santé. Car, vous n'ignorez pas qu'une foule de substances qui sont des poisons violents, deviennent des remèdes efficaces, si elles sont administrées à des doses ou dans des conditions déterminées, suivant l'ordonnance.

Il ne vous est donné ici que des notions sommaires sur les différents services de l'Assistance publique. Il convient de résumer dans cette leçon tout ce qu'il vous importe de savoir encore dans le même ordre d'idées. Nous ne devons donc pas oublier de dire quelques mots des *hospices*. Nous avons vu qu'ils se divisent en *hospices proprement dits*, en *maisons de retraite* et en *fondations*.

Les *hospices proprement dits* reçoivent les vieillards indigents âgés de 70 ans au moins et les infirmes incurables, à titre gratuit, à la condition qu'ils soient de nationalité française et domiciliés à Paris. — A Bicêtre, à la Salpêtrière, à l'hospice d'Ivry, à celui de Brevannes, on ne paie rien. — Bicêtre et la Salpêtrière ont chacun un *quartier d'enfants idiots, imbéciles, arriérés, épileptiques, hystériques et paralyti-*

ques dont on prend un soin tout particulier. Ces enfants ont des écoles spéciales et des cours de gymnastique. On essaie de mettre un peu de clarté dans leur intelligence obscurcie, d'assouplir leurs membres, de les faire participer, autant que possible, aux avantages de la vie humaine qui leur a été si tristement départie. A Bicêtre où l'enseignement est très développé et repose sur l'éducation successive des sens, sur les leçons de choses, les jeux de toutes sortes, il existe en outre des *ateliers* où l'on arrive à apprendre aux enfants les *métiers* [de menuisier, de serrurier, de tailleur, de cordonnier, de brosseur, de vannier, etc.

Dans certaines sociétés antiques, à Sparte notamment, les enfants mal nés étaient voués fatalement à la mort. Il y avait à côté de la ville un abîme, un gouffre où l'on précipitait les pauvres petites créatures infirmes, contrefaites, mal façonnées. Un torrent qui se déversait dans le gouffre emportait les petits cadavres à la mer. On ne voulait à Sparte que de beaux hommes et de belles femmes. C'était une société fière, superbe, si l'on veut, mais barbare. Elle avait peut-être le sens artistique, elle n'avait pas le sentiment humain.

Dans des récits de voyage, nous lisons encore que de nos jours certaines peuplades de l'Afrique et de l'Océanie ne tolèrent pas les vieillards, devenus inutiles. Pour s'en débarrasser, ils les tuent et, par surcroît, ils les mangent. Ceux-là sont des gens terriblement pratiques. Il ne fait pas bon vieillir chez eux. Le respect de cheveux blancs leur est inconnu, et ils ne comprendraient guère Paris rendant hommage au savant Chevreul, à l'occasion de son centenaire.

Dans notre société au contraire, où la civilisation a

fait d'immenses progrès, grâce aux idées libérales et aux découvertes scientifiques, l'enfance même infirme, la vieillesse même débile, ont droit à toutes les sollicitudes. La vie humaine est une chose sacrée, quel que soit le corps qu'elle anime. Notre société doit, comme nous l'avons dit, une aide à la faiblesse, un asile au malheur. Elle acquitte cette double dette avec les *hospices* où sont recueillis les vieillards et les enfants.

Vous savez que la Salpêtrière est destinée aux femmes, Bicêtre aux hommes. L'hospice d'Ivry et celui de Brevannes, reçoivent des vieillards des deux sexes. Un cinquième hospice gratuit est celui de Saint-Mandé qui comprend deux établissements : *l'hospice Saint-Michel* ou fondation Boulard, et la *fondation Lenoir-Jousseran*. Il reçoit également des vieillards des deux sexes.

Les *maisons de retraite* et les *fondations* sont des établissements à part. Ce sont aussi des asiles pour la vieillesse, mais pour la vieillesse semi-indigente. Car là on paie soit une modeste pension annuelle, soit une somme une fois donnée en entrant. Il faut excepter de cette règle *l'hospice Saint-Michel* et l'*asile Lambrechts*, qui est aussi gratuit.

Paris compte beaucoup de vieilles gens qui n'ont pour vivre qu'un petit avoir insuffisant. Cet avoir ne tarderait pas à s'épuiser et les pauvres gens se trouveraient sans ressources, réduits à une complète misère, alors que l'âge les a rendus incapables de gagner leur vie, s'ils ne trouvaient pas, avec leur modeste pécule, un refuge dans les maisons de retraite. C'est dans le but de les mettre à l'abri du besoin pour le reste de leurs jours, que la *maison des Ménages*, *l'hospice de la Rochefoucauld*, *l'hospice de la Reconnaissance* à Garches, la *fondation Chardon-Lagache* à Auteuil ont été créés.

Aux *Ménages* (à Issy) on paie 200 ou 300 francs par an, selon que l'on veut être en chambre ou en dortoir; ou bien l'on verse un capital abandonné de 1.500 ou 1.800 francs. On est tenu en outre d'avoir un mobilier personnel.

A *Larochefoucauld*, les pensionnaires paient 250 fr. par an, s'ils sont valides, ou 315 francs s'ils sont infirmes; ils versent en plus un capital de 100 francs pour leur mobilier.

Parmi les Maisons de retraite, il en est une qui mérite une attention particulière, parce que celle-là n'est réservée qu'aux riches. C'est l'*Institution Sainte-Périne*, installée dans le quartier d'Auteuil, au milieu d'un parc immense et magnifique.

Comment, direz-vous, l'Assistance publique, qui est l'administration des pauvres, possède-t-elle un établissement de ce genre? Est-ce pour en tirer des revenus? Non, puisque, malgré la pension élevée des administrés, 1.300 francs par an, la dépense annuelle est encore supérieure à la recette. Alors, pourquoi une semblable maison, qui est plutôt une pension bourgeoise qu'une maison de retraite hospitalière?

L'*Institution de Sainte-Périne* est encore une conséquence de l'idée que nous développions tout à l'heure, à l'occasion des maisons de retraite. Les maisons de retraite, avons-nous dit, sont des asiles ouverts à la demi-indigence, qui se trouve ainsi préservée de la misère.

Sainte-Périne est l'hospitalité donnée aux gens qui ont un peu de fortune, mais qui se trouvent seuls dans la vie sur leurs vieux jours, et qui, ayant mené une existence honnête, dans un milieu cultivé, ont besoin de continuer à vivre dans une société de personnes bien élevées. C'est l'Assistance publique mise au service de la classe aisée, ou plutôt c'est Paris qui s'impose ici un dernier sacrifice pour venir en aide à des Parisiens, à des Parisiennes qui ne veulent pas quitter la grande ville, et qui lui demandent jusqu'à la fin un secours moral, autant que pécuniaire, pour garder leurs habitudes de bien-être et de vie mondaine. Nous retrouvons du reste la pratique de la même idée dans un hôpital de luxe dont nous n'avons pas parlé, dans la *Maison municipale de santé*.

A la *Maison de santé*, les malades paient, ils paient même cher, 5, 8, 12 francs par jour, et ils sont traités en conséquence. Ils reçoivent une nourriture variée et choisie, et ils restent dans des chambres particulières, soit seuls, soit avec un ou deux ou trois autres malades.

Malgré les prix de journée, l'Administration ne fait pas ses frais, et la Maison de santé lui coûte 100 à 200.000 francs par an. Alors, pourquoi l'Assistance publique dépense-t-elle encore ici de l'argent pour les riches ?

Eh bien ! c'est parce qu'il y a des personnes qui peuvent payer 5 ou 8 francs par jour en frais de traitement, et qui ne peuvent pas s'imposer une dépense plus forte. Ces personnes-là sont heureuses de trouver une maison où elles auront tous les soins, la nourriture, les médicaments, les bains, les visites des premiers médecins ou chirurgiens de Paris, moyennant une rétribution fixe, proportionnée à leurs moyens.

Tout cela coûterait le double à domicile. C'est pour ces gens-là que Paris entretient à grands frais la *Maison municipale de santé*; c'est aussi pour les étrangers, pour les voyageurs que Paris, ville éminemment libérale, a créé sa Maison de santé. Paris doit une *hospitalité particulière*, un peu luxueuse, aux étrangers de passage, qui tombent malades et qui réclament des soins. En pareil cas, la Maison de santé répond à une question de haute convenance autant qu'à une question d'humanité.

Sainte-Périne et la Maison de santé sont des institutions plutôt municipales que charitables.

Puisque nous venons de parler de maisons payantes, il ne faut pas croire que le séjour à l'hôpital ordinaire soit absolument gratuit pour tout le monde. Ce serait trop commode pour les gens aisés, peu scrupuleux. A la moindre indisposition, ils accourraient se faire soigner à l'hôpital, pour éviter les frais du médecin et du pharmacien.

Mais l'Administration veille. Elle a tout un service organisé pour faire payer les malades qui sont dans une certaine situation de fortune. Dès qu'une personne est admise à l'hôpital, le bureau des entrées lui dresse une *fiche*, un *bulletin*, où sont inscrits ses nom, prénoms, adresse et profession.

Le bulletin est envoyé aussitôt à l'administration centrale, au bureau des hôpitaux, et remis entre les mains d'un *enquêteur*, selon les quartiers. Cet enquêteur se rend au domicile indiqué sur la fiche, et il se livre à une recherche qui doit toujours être discrète, sur la position du malade. Il ne manque pas d'apprendre si le malade est établi ou non, s'il a de l'aisance, s'il est chargé de famille, en un mot s'il est en état de payer ses frais de séjour à l'hôpital, qui sont calculés à raison de 3 fr. 30 par jour.

Là-dessus, l'enquêteur adresse un *rapport* à l'Administration, et, s'il est constaté que le malade peut payer, l'Administration le met aussitôt en demeure d'acquitter les frais de l'hôpital, et au besoin elle l'y contraint par la voie judiciaire. Les recouvrements sur ce chapitre s'élèvent à plus de 100.000 francs par an. L'enquêteur est parfois trompé. Mais les supercheries existent là comme ailleurs, il faut en prendre son parti.

On est même trompé pour *les placements dans les hospices.* Pour entrer dans un hospice gratuit, il faut un certificat d'indigence, une inscription au bureau de bienfaisance. Or il y a des avares qui ont leur magot bien caché, et se font secourir par le bureau de bienfaisance, et qui même se font admettre à l'hospice.

On a cité le fait, il y a quelques années, d'une vieille femme décédée à la Salpêtrière, et qui avait sur elle un titre de rente nominative de 5.000 francs, c'est-à-dire une fortune de plus de 100.000 francs. Elle avait eu le triste courage de mendier d'abord au bureau de bienfaisance, puis de prendre la place d'une malheureuse à l'hospice. Naturellement, avant de rendre la fortune aux héritiers, l'Administration s'est attribué le montant des frais de séjour à l'hospice de la Salpêtrière: 3 fr. 30 par jour, cela fait 1.200 francs par an. Mettons que notre avare ait séjourné 10 ans à la Salpêtrière, l'Administration aura encaissé une somme de 12.000 francs.

A propos des enquêteurs, je suis amené à vous dire quelques mots d'un service très important de l'Assistance publique : le *service des secours à domicile.* Ce service est partagé entre les vingt arrondissements de Paris qui ont chacun leur *bureau de bienfaisance,* présidé par le maire et administré par un secrétaire-trésorier.

Ce service n'existait pas, pour ainsi dire, avant la Révolution. Le *Grand Bureau des pauvres,* qui secourait les indigents à domicile, n'avait qu'une organisation imparfaite et des ressources restreintes. C'est la Révolution qui a réellement créé de toutes pièces ce grand service par la loi du 7 frimaire an V. Aux

termes de cette loi, chaque municipalité doit organiser un ou plusieurs bureaux de bienfaisance, chargés
de la répartition des secours à domicile. Les secours
doivent être donnés autant que possible en nature.
Chaque bureau se compose du maire, des adjoints et
d'un certain nombre d'administrateurs, dont les fonctions sont gratuites. On peut dire qu'à partir de cette
loi, l'Assistance publique a été sérieusement constituée
en France.

Paris possède vingt bureaux de bienfaisance, un par
arrondissement, placés sous l'autorité du Directeur
de l'administration hospitalière. Toutefois, ces bureaux
ont une sorte d'autonomie, en ce sens qu'ils ont chacun un budget distinct et une comptabilité particulière. Ils se composent chacun du Maire, président, de
ses adjoints, et de douze administrateurs nommés par
le Préfet de la Seine. Ils sont en outre assistés par un
nombre indéterminé de commissaires visiteurs et de
dames de bienfaisance. Ils ont aussi chacun un
bureau administratif, dirigé par le Secrétaire-Trésorier qui a le maniement et la responsabilité de
l'argent.

Les ressources dont disposent les Bureaux de bienfaisance proviennent de legs, dont le montant est
placé en rente, de dons manuels, du produit de quêtes,
de souscriptions, de fêtes même, et aussi de subventions servies par l'Assistance publique.

Le service des Secours à domicile, où s'étaient glis-
sés quelques abus, a été réorganisé par le décret du
Président de la République en date du 12 août 1886,
mis en vigueur le 1er janvier suivant. La principale
modification, résultant de ce décret, consiste dans la
limitation des secours annuels à trois catégories
d'indigents : 1° Personnes atteintes d'infirmités ou de
maladies chroniques; 2° vieillards âgés de 64 ans

révolus; 3° orphelins âgés de moins de 13 ans. Tous les autres cas d'indigence donnent droit à des secours temporaires.

Autrefois, les malheureux, valides ou non, qui désiraient être assistés à domicile, s'adressaient à l'Assistance publique pour avoir des secours en argent ou en nature, c'est-à-dire en bons de pain, en habillement. Maintenant, ils doivent s'adresser à leurs mairies. Là un *groupe de visiteurs* est chargé de faire ce que nous avons vu faire à *l'enquêteur*, à propos des malades des hôpitaux. Le visiteur passe au domicile des solliciteurs et se rend compte de leur situation. C'est d'après son rapport que l'on accueille ou que l'on rejette la demande de secours

Le *service des Secours à domicile* dépense plus de 9 millions par an. Au budget de 1889, il y a un crédit de 9.335.800 francs. Ces secours à domicile se divisent en catégories diverses. Il y a les *secours aux vieillards* et *aux infirmes*: Ce sont les *secours annuels* dont nous avons déjà parlé. On comptait en 1886, dans cette catégorie, 8.000 secours de 10 francs par mois, 4.000 secours de 20 francs et 2.080 secours de 30 francs, formant ensemble un total de 2.668.800 francs. Il y a les secours aux malades soignés chez eux, les secours aux accouchées, les secours d'allaitement, les secours aux ménages chargés d'enfants, etc. ; Ce sont là les *secours temporaires.*

Chaque arrondissement a des médecins, rétribués à l'année, pour aller soigner gratuitement les malades pauvres à domicile. Ce sont les *Médecins des bureaux de bienfaisance*. Ils ne sont pas largement payés, mais ils sont nombreux dans tout Paris, et ils coûtent à l'Administration 351.700 francs par an. Dans le même service, les *sages-femmes* coûtent 620.000 francs.

Je vous cite çà et là quelques chiffres qui ont leur

éloquence, et qui vous font comprendre tout de suite par
combien de fissures, de canaux, de torrents s'écoulent
les 40 millions de recettes de l'Assistance publique. Et
elle n'en a pas assez, et les misères toujours crois-
santes, qui frappent à sa porte, sont loin d'être toutes
soulagées.

Brévannes, un hôpital-hospice projeté à quelques
lieues sur la ligne de Vincennes, n'a encore que
100 lits, alors qu'il est destiné à en avoir 2.000.
L'Administration n'a pas d'argent pour acheter ces
lits et pour les entretenir. Je suis heureux, toutefois,
de vous annoncer que l'on achève en ce moment, à
l'hospice de Brévannes, l'installation d'un pavillon de
200 lits qui aura besoin de tout un personnel. En
outre, il y a trois fondations en ce moment-ci en cours
d'exécution : la *fondation Rossini* qui s'élève en un
coin du parc Sainte-Périne, la *fondation Galignani* qui
va s'ouvrir incessamment à Puteaux, et *l'hospice
Debrousse* pour la construction duquel l'administration
a encaissé en 1886 un legs de 6 millions.

Ce sont là des créations qui, ainsi que les laïcisations passées et à venir, demanderont du personnel,
un personnel laïque, et offriront de l'avancement aux
élèves diplômées des Écoles d'Infirmières. Hâtez-vous
donc de bien travailler.

Nous vous avons dit que l'entretien et les dépenses
des *hôpitaux*, des *hospices* et des *bureaux de bienfaisance* étaient à la charge des communes, étaient
d'ordre municipal (*Assistance municipale*) ; que l'entretien et les dépenses des asiles d'aliénés et des enfants
assistés étaient à la charge des départements (*Assistance départementale*). Nous vous avons dit aussi que,
à Paris, par suite de l'existence d'une administration
spéciale, la loi de 1849 lui avait, avec raison, confié

tous les services relatifs à l'assistance publique et que, pour des motifs qu'il serait trop long d'exposer ici, on en avait distrait, mesure regrettable, le service des aliénés. Eh bien, à côté de cette double assistance, municipale et départementale, il en existe une troisième, l'*Assistance nationale*. Elle est confiée à une direction spéciale, relevant du ministère de l'intérieur. Elle comprend, outre la distribution de secours, un certain nombre d'*établissements de bienfaisance*. Ce sont : 1° l'*Hospice national des Quinze-Vingts* pour les *aveugles*, situé rue de Charenton et où est installée la *Clinique ophthalmologique nationale ;* — 2° l'*Institution nationale des sourds-muets,* rue Saint-Jacques, à Paris ; —3° l'*Institution nationale des sourds-muets*, de Chambéry ; — 4° l'*Institution des sourdes-muettes*, de Bordeaux ; — 5° l'*Institution nationale des jeunes aveugles*, boulevard des Invalides, à Paris ; — 6° et 7° les *asiles de convalescence du Vésinet*, pour les femmes, *de Vincennes pour les hommes*, où sont envoyés les convalescents des hôpitaux de Paris ; — la *Maison nationale de Charenton*, consacrée aux aliénés des deux sexes ; — le petit *Hospice national du Mont-Genèvre*, fondé en 1343 et destiné à recueillir et à secourir les voyageurs qui traversent les Alpes pour se rendre de France en Italie et réciproquement.

Sauf l'institution des sourds-muets de Chambéry, laïcisée il y a deux ans, et l'*Asile de convalescence de Vincennes*, laïcisé le 1ᵉʳ septembre dernier (1888), tous les autres établissements de bienfaisance, dépendant de l'Etat, sont encore confiés à des religieuses. Bien des fois, le directeur de l'enseignement des *Ecoles municipales d'infirmières* a demandé (1) la laïcisation

1. Voir Bourneville : *Discours aux distributions de prix des* Ecoles d'infirmières, n° 5, p. 20 ; n° 6, p. 61 ; n° 7, p. 78 ; n° 8, p. 151 ; n° 9, p. 195, etc.

de tous ces établissements. Sa persistance va bientôt avoir sa récompense et tous les établissements nationaux de bienfaisance qui sont situés à Paris ou dans le département de la Seine vont être laïcisés au commencement de février 1889. Ces renseignements m'autorisent à vous répéter une fois de plus : travaillez afin de vous rendre dignes d'avoir la confiance du Ministère de l'Intérieur, comme vous avez celle du Conseil municipal de Paris, du Conseil général de la Seine et de l'Administration de l'Assistance publique.

CINQUIÈME LEÇON.

Admission d'un malade à l'hôpital.

MESDAMES, MESSIEURS,

Nous avons passé en revue, dans les leçons précé
dentes, l'histoire de l'Assistance publique à travers les
âges, son organisation actuelle, ses grandes divisions,
ses ressources et ses dépenses. Nous avons dit quelques
mots de l'histoire de l'Hôtel-Dieu et fait ressortir les
progrès que la Révolution et les idées modernes ont
introduits dans les hôpitaux. Vous avez été tout d'abord
édifiés sur les avantages de la laïcisation du personnel
secondaire des hôpitaux et hospices.

Nous allons entrer aujourd'hui dans le détail des
services, dans la vie intime de l'hôpital. Il ne serait
peut-être pas sans à-propos et sans intérêt de suivre
le malade, depuis le moment de son entrée jusqu'à
celui de sa sortie. Une foule d'écrivains et de roman-
ciers se sont appliqués à faire des impressions de
voyage dans les divers pays du monde, en Suisse, en
Italie, en Allemagne, en Orient, à travers les mers.
Xavier de Maistre a fait son célèbre voyage Autour de
ma chambre. Jules Verne a fait ses très amusants
Voyages extraordinaires que vous connaissez depuis le
Tour du monde en 80 jours jusqu'à son Voyage à la
lune.

Personne n'a encore écrit ses Impressions de voyage
dans un hôpital. L'excursion ne serait peut-être pas
dénuée d'intérêt, loin de là ! car elle ne manquerait
pas d'offrir des incidents dramatiques, surtout dans
les salles de chirurgie, et de provoquer des réflexions
de tout genre sur la tenue du personnel, sur la propreté
du service, sur la qualité de la nourriture, sur l'ordre
de la maison, sur les visites des médecins, sur les for-
malités à remplir.

Faisons donc avec le malade ce petit voyage à l'hôpital et voyons la tâche qui vous incombe dans les différentes phases de ce voyage.

Un malade se présente à l'hôpital. Comment y est-il admis ? Il y a deux sortes d'admission, l'*admission d'urgence* qui est faite à l'hôpital même, et l'*admission par le bureau central.*

L'*admission d'urgence* est prononcée par le directeur de l'hôpital sur l'avis des chefs de service, médecin ou chirurgien, qui ont examiné le malade le matin à la salle de consultation. Parmi toutes les personnes qui se pressent le matin à la consultation, il en est qui viennent simplement chercher une ordonnance auprès d'une célébrité médicale et qui s'en retournent ensuite pour se traiter à domicile. D'autres viennent se faire pratiquer une petite opération, un pansement, et quittent aussitôt l'hôpital pour retourner à leurs affaires. Enfin un certain nombre, atteints de maladie ou d'affections graves, sont gardés de leur plein gré pour prendre un lit à l'hôpital.

Pour ceux-là, les chefs de service ou leurs internes qui les remplacent à la consultation, signent un *bon d'admission d'urgence* qui doit donner, d'après son cadre, les renseignements suivants sur le malade. *Nom, âge, profession, état civil, lieu de naissance, lieu de domicile, filiation, maladie.* Le directeur autorise ensuite l'admission à l'hôpital.

L'*admission d'urgence* a lieu en outre pour les malades qui se présentent ou sont amenés à l'hôpital après l'heure de la consultation, soit de jour, soit de nuit, et qui sont atteints d'affections aiguës ou de blessures graves, réclamant les soins les plus pressants. Ce serait exposer la vie des malades ou des blessés que de ne pas les recevoir. Ici l'admission d'urgence s'impose même impérieusement Toutefois le directeur, en la prononçant, doit prendre, autant que possible, l'avis de l'interne de garde. Cet avis n'est jamais superflu. Voici un fait qui le prouve entre cent autres.

Deux personnes bienfaisantes amènent dernièrement à l'hôpital un individu à la face congestionnée, à la respiration haletante, qu'elles ont ramassé sur le trottoir. Le malheureux avait sans doute un coup de sang. Il allait mourir. Personne pour le soigner. L'hôpital de la Pitié était proche : vite à la Pitié. Ses conducteurs courent au poste voisin chercher un brancard, y déposent le pauvre homme et le transportent presque inanimé à l'hôpital.

En voyant ce pauvre diable, le directeur s'émeut tout d'abord et donne l'ordre d'admission. Ensuite, pris d'un doute, il envoie chercher l'interne de garde. Celui-ci examine le sujet, le retourne, le flaire, et s'écrie : « Il n'est pas mort, mais il est ivre-mort. C'est un affreux pochard à renvoyer, dès qu'il aura cuvé son vin. »

Vous voyez qu'il était utile, pour être bien édifié, de prendre l'avis d'un expert en matière de maladie.

En dehors de l'admission d'urgence, il y a l'*admission par le Bureau central*. Le Bureau central, installé précédemment dans un bâtiment du Parvis Notre-Dame, siège primitif de l'administration de l'Assistance publique, puis dans un vieux bâtiment de la rue de la Bûcherie, fonctionne depuis 1886 à l'Hôtel-Dieu, dans la salle de consultation. Là, on reçoit chaque jour la liste des lits vacants dans tous les hôpitaux. Les personnes malades sont examinées par le service médical de onze heures à quatre heures, et dirigées sur les divers établissements, soit en brancard, soit en voiture, avec un bon d'admission contenant tous les renseignements que nous avons indiqués plus haut. Ce bon n'a que deux mots pour désigner les maladies : *fièvre*, si le malade doit être traité en médecine, *plaie* si le cas relève de la chirurgie.

Seulement, le Bureau central où l'on vient de tous les points de Paris, est assiégé chaque jour par une masse de malheureux. Les lits vacants, mis à sa disposition, sont beaucoup moins nombreux que les malades à secourir. Alors qu'arrive-t-il ? Le Bureau central, où se tiennent les plus jeunes médecins des hôpitaux, ceux que nous voyons remplacer de temps à autre les chefs de service en congé, le Bureau central en renvoie, de ces pauvres malades, le plus qu'il peut, à leur domicile en leur donnant quelques soins, en les ajournant au lendemain.

Mais comme il y en a toujours qui ont besoin de soins immédiats, d'une médication spéciale que l'hôpital seul peut leur donner, ceux-là sont encore dirigés sur les hôpitaux, où ils arrivent un par un dans l'après-midi, malgré l'occupation de tous les lits disponibles.

Il faut absolument les recevoir. Et c'est ainsi que nous sommes forcés de faire des *brancards* dans les salles, de coucher les malheureux sur des matelas par terre, d'encombrer les services, au détriment de l'hygiène, au grand désespoir des médecins, des internes, des surveillantes et de tout le personnel.

Si, pour l'admission dans l'hospice, il y a lieu de s'assurer que l'indigent est domicilié à Paris, c'est-à-dire qu'il y demeure depuis deux ans au moins, ce qui lui constitue son domicile de secours, il n'en est pas de même pour l'admission à l'hôpital.

L'individu atteint d'un maladie aiguë, le fiévreux

ou le blessé ont droit au secours immédiat que leur
état réclame. Ce droit est inscrit dans *la loi du 7 août
1831*, qui dit en termes formels :

« Art. 1er. — Lorsqu'un individu, privé de ressources, tombe malade dans une commune, aucune
condition de domicile ne peut être exigée pour son admission dans l'hôpital existant dans la commune. »

Cette disposition de la loi du 7 août 1831 est essen-
tiellement équitable. Car, ce sont les étrangers à la
commune qui, en cas de maladie, se trouvent surtout
isolés et dépourvus de moyens de se faire traiter chez
eux. Ils n'ont pas de domicile dans la commune. Les
recueillir dans les hôpitaux, lorsqu'ils sont malades ou
blessés, c'est accomplir envers eux la loi générale et
si humaine de l'hospitalité. Si, en pareil cas, elle recueille un étranger qui possède quelque chose, l'Assistance publique a toujours la faculté de lui faire payer,
en cours de traitement ou après coup, les frais de
son séjour.

Voici donc le premier pas fait, le voyage commencé.
Le malade est admis à l'hôpital, grâce au *bon d'admission*, signé par le chef de service et par le Directeur.
Mais ce n'est pas avec ce *bon* qu'il se rendra dans la
salle qui lui est assignée par le chef de service. Ce
bon, il doit le présenter au bureau de la Direction qui
le garde et qui lui donne en échange un *billet d'entrée*.
Ici, le malade fait une seconde étape après celle de
la consultation. Il subit un nouvel interrogatoire de
la part d'un employé qui consigne sur le *bon d'admission* et sur le *billet d'entrée* : ses *nom* et *prénoms*, son
état civil, la *salle* où il entre, la nature de l'admission,
soit d'urgence, soit par le Bureau central, le numéro

du *registre des entrées* où figurent tous ces renseignements, la date de l'entrée.

Ce *billet d'entrée* contient des colonnes et des cases pour dresser l'inventaire de tous les objets ou effets appartenant au malade. Nous assisterons tout à l'heure à la confection de cet inventaire, qui ne pourrait être fait avec certitude ni utilité au bureau de la direction.

Autrefois, au seuil de l'hôpital, on posait au malade des questions très indiscrètes. On lui demandait : *Quelle est votre religion ?* Êtes-vous catholique, protestant, israélite ? C'était l'époque où les aumôniers et les religieuses étaient tout-puissants, faisaient la pluie et le beau temps dans les hôpitaux ; et le malade, auquel on posait de pareilles questions, n'avait qu'à répondre comme dans le catéchisme :

Êtes-vous chrétien ? — Oui, je suis chrétien par la grâce de Dieu.

S'il répondait : « Je suis protestant, mahométan ou bouddhiste », c'était un aveu loyal mais imprudent ; on lui en donnait pour sa religion !

S'il répondait : « Pas de religion, je suis libre penseur », alors c'était pis encore, surtout s'il avait affaire à des religieuses ferventes ; les bons soins, les petites attentions passaient à côté de lui, et il se guérissait comme il pouvait. Aussi, tout le monde répétait à la ronde : « Je suis catholique ! » et les hôpitaux regorgeaient de croyants très orthodoxes. C'était le triomphe de l'hypocrisie.

Ce régime était donc attentatoire au premier chef à la *liberté de conscience*. Il fut changé par M. Herold, préfet de la Seine, en 1879, lequel prescrivit qu'on demanderait seulement aux malades : « *Avez-vous une déclaration à faire au sujet de votre religion ?* » Mais cette question elle-même était encore de trop. Elle était de nature à engendrer les mêmes abus que la première, à peser sur la liberté de conscience. Elle a été supprimée par M. Charles Quentin, directeur de l'Assistance publique, en 1882, et depuis lors, il n'est plus rien demandé aux malades entrants au sujet du culte qu'ils entendent professer. On les laisse complètement tranquilles là-dessus, libres d'avoir un culte ou de n'en pas avoir.

L'Administration est devenue absolument civile, laïque, et absolument respectueuse de *la liberté de conscience*, et si, à un moment quelconque, un malade désire le secours d'un *prêtre*, d'un *pasteur*, d'un *rabbin*, elle a pris les mesures nécessaires pour que ce désir soit exaucé le plus promptement possible. Mais n'anticipons pas et continuons notre voyage.

Le bureau de la Direction a délivré au malade son *billet d'entrée*, qui est une espèce de billet de logement et le malade se rend dans la salle qui lui est assignée.

A partir de ce moment, vous êtes en face de lui, et tous ses faits et gestes doivent vous intéresser. C'est la troisième étape, la plus importante. Le malade la fait avec vous. Vous êtes ses soutiens, ses guides, ses consolateurs, disons le mot, ses gardes-malades, ne le perdez pas de vue. Du reste, c'est pour lui que vous êtes là ; c'est pour le nourrir, le soigner, le panser, le laver, avec patience, avec précaution, avec délicatesse, comme si vous étiez sa mère ou sa sœur.

Et tout d'abord vous le recevez, vous examinez son *billet d'entrée*, afin de vérifier s'il entre bien dans la salle qui lui a été assignée ; vous le conduisez à son lit, et vous l'aidez à se déshabiller s'il ne peut le faire par lui-même. Cette première opération vous permet

4.

deux choses : en premier lieu de voir *si le malade est propre*, et s'il n'amène pas avec lui des parasites, race pullulante, dont il faut le débarrasser sans retard ; en second lieu, de faire l'*inventaire* des objets qu'il confie à l'hôpital. Ici, vous avez à procéder avec une attention scrupuleuse, avec minutie.

Je vous ai dit que le *billet d'entrée* comportait deux séries de colonnes. Au recto du billet, vous avez à inscrire l'argent, les bijoux, les papiers de valeur qui peuvent vous être remis par le malade. L'argent doit être inscrit en toutes lettres, ainsi que le nombre et la nature des bijoux. Au *verso* du billet, se trouve l'inventaire des effets d'habillement, à gauche pour les hommes, à droite pour les femmes.

Si le malade désire garder soit de l'argent, soit des effets, il le peut, et vous devez le noter dans la colonne réservée à ce sujet. En effet, il y a deux colonnes, l'une pour l'argent ou les effets conservés par le malade, l'autre pour l'argent ou les effets dont il consent le dépôt.

Faites bien attention. Quand il y a plusieurs entrants, ne confondez pas les effets des uns et des autres ; faites-en des paquets bien distincts, afin qu'il ne s'élève ensuite aucune réclamation.

Une erreur, commise au moment de la réception du malade, peut avoir de graves conséquences au moment de sa sortie. Le vestiaire se trouverait dans un pénible embarras, s'il avait à faire à un sortant qui ne reconnaîtrait pas ses effets ou qui refuserait un paquet d'habillement comme incomplet.

Il importe aussi de bien faire le paquet, de plier avec soin les vêtements et notamment la chemise, de les envelopper non avec la chemise s'il s'agit de vêtements masculins, mais avec un mouchoir, une blouse.

une jaquette, et de mettre le chapeau par-dessus, en dehors du paquet. Il ne faut pas que le malade retrouve à sa sortie une chemise toute chiffonnée, un chapeau brisé ou aplati. Il aurait raison de se plaindre et de réclamer une indemnité. Du reste, *la surveillante doit elle-même diriger toute cette opération*, et se char-ger autant que possible de toutes les écritures.

C'est *elle* SEULE *qui doit faire l'inventaire* des bijoux, de l'argent et des papiers. LA surgit une question d'honneur et de responsabilité. Tout ce qui est argent ou objets de valeur doit être manié ouvertement, devant témoins, et consigné, séance tenante, sur le *billet d'entrée* d'abord, ensuite sur le *carnet d'inventaire* que la surveillante est chargée de tenir.

Prenez garde aux mauvais propos, aux soupçons. Un proverbe dit : La femme de César ne doit pas être soupçonnée. César, illustre général romain, mit un beau jour sa femme à la porte parce qu'on lui avait rap-porté des bruits offensants sur sa fidélité. Comme un parent de la délaissée lui reprochait ce renvoi brutal, immérité, attendu que l'épouse était restée fidèle à ses devoirs, le général très hautain répliqua : « La femme de César ne doit pas être soupçonnée. » Et il main-tint le renvoi.

L'infirmière non plus ne doit pas être soupçonnée ; autrement, elle s'exposerait à subir le sort de la femme de César.

Ces considérations arrivent peut-être trop tôt. Car, malgré la place réservée sur le *billet d'entrée*, il est rare qu'on ait à y consigner un inventaire d'argent et de bijoux, le malade n'apportant que ce qu'il veut garder.

Mais tous les services ne se ressemblent pas. On peut amener dans la journée à l'hôpital une personne, frappée de congestion, blessée sur la voie publique. C'est là qu'existe le danger. Des passants, les premiers venus sont allés au secours du malade, du blessé. Il peut donc avoir été allégé en route par ses porteurs, d'une partie de sa monnaie, de sa montre avec la chaîne. Quand il reprendra connaissance, qui accusera-t-il de la disparition de ces objets ? Il est donc nécessaire en pareil cas, de procéder bien rigoureusement à un inventaire, par devant témoins, d'en passer écriture, et de prendre toutes les précautions pour épargner au personnel des accusations outrageantes.

Il peut arriver aussi que le malade se décide, durant le cours de son traitement, à remettre son argent à la surveillante, soit qu'il l'ait gardé depuis son entrée, soit qu'il l'ait reçu par un visiteur. La consignation de la somme sur le *carnet spécial* est encore ici obligatoire, ainsi que son *dépôt à la caisse de l'économat*.

Tout cela dit, les effets sont mis en paquet et envoyés avec le *billet d'entrée* au vestiaire qui les classe avec une étiquette particulière, donnant les noms du malade, le salle et le numéro du lit. Cette remise des paquets doit s'effectuer le jour même, à une heure déterminée pour la commodité des services, généralement l'après-midi.

Quant à l'argent à déposer à l'économat, il n'y a pas d'heure. La surveillante doit *en faire le dépôt* le plus vite possible. Elle se rend au bureau de la Direction où elle reçoit un *bulletin de dépôt*, et de là, elle va faire le versement au bureau de l'économat, qui lui délivre un *récépissé à souche*. Elle remet ensuite ce *récépissé* au malade.

Dans la journée de l'admission, le bureau de la Direction envoie à la salle un imprimé comportant, le *billet de salle* ou la *Pancarte*, qui doit être apposé au lit du malade.

La *Pancarte* contient tous les renseignements qui concernent le malade. Elle indique : la nature de l'admission, — le numéro du registre des entrées, — le numéro du paquet des effets, — le nom de la salle et le numéro du lit, et elle renferme le texte suivant :

Le..... (date), est entré un malade nommé..... (nom et prénoms); âgé de..... (âge) ; profession....., demeurant.....; né à.....(lieu de naissance) ; fils de..... (noms du père); et de (noms de la mère) ; marié à..... ou veuf ou célibataire.

Cette pancarte indique en outre le caractère de la maladie, quand le médecin a visité le malade et prononcé son *diagnostic*.

Toutes ces mesures prises, notre voyageur se trouve dans son hôtellerie, où il n'a plus qu'à boire, manger et dormir, etc., aussi à se soumettre à toutes les prescriptions médicales. Nous venons de dire : boire, manger... C'est le besoin de ces deux choses qui constitue parfois la plus cruelle souffrance du malade, et c'est justement ce besoin qu'il n'est pas toujours facile de satisfaire.

Le malade entrant n'a pas droit au déjeuner de l'hôpital, il n'a même pas droit au dîner, et il faut user d'un expédient pour lui servir son modeste repas du soir.

Le *règlement* sur le *régime alimentaire* des hôpitaux dit en propres termes : « Les malades entrants ne comptent pas pour les vivres le jour de leur entrée. Cependant, ceux qui seront jugés en état de manger, recevront, sur bons particuliers : soupe grasse, 30 centilitres. Pain : hommes, 12 décagrammes ; femmes 10 décagrammes. — Vin : hommes, 12 centilitres ; femmes, 0 centilitres. — Viande bouillie, 0 décagrammes. »

Voilà le repas du soir, repas qui n'est servi que sur la *confection d'un bon* par la surveillante, ou plutôt de *deux bons*, l'un pour la sommellerie, l'autre pour la cuisine.

Vous savez tous et toutes ce que c'est qu'un *bon*, ce petit imprimé rectangulaire sur papier bulle très léger, qui sert à tant d'usages, qui répond à tous les besoins, et qui parfois donne des permissions de théâtre et aussi parfois de fort vilaines consignes.

La surveillante prend donc deux bons. Elle écrit sur l'un : « *Bon pour la nourriture de tant d'entrants* », sur l'autre : « *Bon pour le vin de tant d'entrants* »; et elle fait remettre le premier à la cuisine, le second à la sommellerie, vers trois heures, afin que l'on ait le temps de préparer ce service supplémentaire. Il ne s'agit en somme que d'un demi-repas, accordé le premier jour, et encore à titre d'exception.

Pourquoi, direz-vous, l'Administration ne donne-t-elle pas à manger d'une façon plus large et plus régulière aux malades entrants ? Pourquoi déclare-t-elle elle-même qu'ils ne comptent pas pour les vivres le jour de leur entrée ?

La raison en est bien simple : C'est que la plupart des malades arrivent à l'hôpital avec des fièvres, des maladies aiguës, et qu'ils n'ont pas besoin de manger, et que, s'ils doivent prendre de la nourriture, c'est le chef de service qui doit la prescrire. Or, le chef de service ne les verra que le lendemain matin.

En attendant, l'Administration hésite à les nourrir, et finalement, pour ne pas être inhumaine et faire souffrir des affamés qui peuvent manger, elle autorise la délivrance d'une certaine quantité de mets et de liquide, sur la production de *Bons exceptionnels*.

Le malade a donc parfois une épreuve à subir, à l'entrée dans l'hôpital. Il faut autant que possible ou conjurer ou adoucir cette épreuve.

Le voyage que nous avons entrepris aura peut-être encore plus d'un moment pénible. Ce n'est pas du tout un voyage d'agrément. Nous en suivrons les autres péripéties dans la prochaine leçon.

SIXIÈME LEÇON.

Soins à prendre et écritures à tenir durant le séjour du malade à l'hôpital.

Sommaire. — Première impression du malade à ménager. — Mesures à prendre en cas d'urgence, sans attendre au lendemain l'examen du chef de service.

Qu'est-ce qu'une feuille de mouvement? Manière de l'établir.

Importance du service de veille. Intervention de la suppléante de veille et de l'interne de garde. — A 5 heures du matin, arrivée du personnel de jour : nettoyage des salles, change des malades. A six heures, arrivée de la surveillante, qui distribue les médicaments, le lait, fait le mouvement et procède au change du linge. — Ecritures concernant le change du linge. Transport du linge sale à la buanderie ; délivrance à la lingerie d'une égale quantité de linge propre.

Visite du médecin. Attitude du personnel durant la visite, tenue réglementaire. — Qu'est-ce que le cahier de visite? — La surveillante doit connaître à fond le cahier de visite.

Régime alimentaire. Ses différents degrés. Régime lacté, intégral ou partiel. — Soins divers de l'après-midi.

Causes multiples de la sortie du malade, sur sa demande, pour un cas grave d'indiscipline, par suite de guérison ou de convalescence, pour transfèrement dans les hospices. — Qu'appelle-t-on *chronique*?

Décès. La surveillante doit fermer les yeux du mort et faire l'inventaire de l'argent et des bijoux. Elle doit mettre un brassard au bras droit du décédé.

Transport des corps à l'amphithéâtre. Bulletin de pied. Précautions à prendre pour éviter les erreurs à l'amphithéâtre. — Effets provenant de *successions*.

MESDAMES, MESSIEURS,

Nous avons commencé, dans la leçon précédente, un petit voyage à l'hôpital, en compagnie de notre voyageur, le malade, et nous avons laissé ce dernier se mettre au lit à son arrivée. Le malade a vu avec plaisir les soins empressés que vous preniez et de sa personne et de ses effets. Car vous avez examiné s'il était propre sur lui, et vous avez fait avec précaution l'inventaire de son habillement.

Sa *première impression* a été bonne. C'est déjà quelque chose pour les malheureux qui arrivent pour la première fois dans un hôpital, avec les préjugés qui courent dans le public. Ces préjugés, s'il les a lui-même, ne tardent pas à se dissiper à la vue de l'activité bienveillante du personnel, du bon ordre de la salle, de la propreté des draps, et du petit confortable qu'il trouve dans tout cela, après avoir quitté souvent une mansarde malpropre ou une maisonnée misérable.

Son *moral* est un peu relevé de prime abord, et, quand le moral va bien, le physique s'en ressent toujours. Le physique, il faut y songer. C'est pour le remettre en meilleur état que notre voyageur est venu nous demander l'hospitalité.

Or, ce n'est que le lendemain matin qu'il sera examiné par le chef de service, lequel prescrira le traitement voulu pour amener la guérison. D'ici là, avons-nous quelque chose à faire ? Oui, dans certains cas.

S'il y avait blessure à panser, hémorrhagie, affection grave, danger de mort, il ne faudrait pas attendre même la contre-visite du soir pour les mesures à prendre. L'interne du service, chargé de la *contre-visite*, pourrait arriver trop tard. Il faut tout de suite appeler l'*interne de garde*, et donner, au moyen d'un *bon d'urgence*, les médicaments qui sont jugés nécessaires. Devant une hémorrhagie, la surveillante doit même prendre immédiatement les mesures propres à arrêter l'écoulement : Votre professeur du *cours de pansements* vous les a fait connaître. Ces précautions prises, le malade attend jusqu'au lendemain l'examen du chef de service.

Tout malade, entré avant minuit, doit figurer au *mouvement* de la salle dressé le lendemain matin par la surveillante, sur un imprimé appelé *feuille de mouvement*. La tenue de cette feuille est très importante. C'est elle qui indique la population de chaque salle et qui sert de contrôle à l'administration sur une foule de points.

Comme son nom l'indique, elle relate les mouvements qui se sont opérés dans la salle durant la journée, c'est-à-dire le nombre des malades entrés, le nombre des malades sortis, ceux venus des autres salles, ceux passés dans un autre service, le nombre des décédés, et elle fait ressortir la population qui reste le soir, à minuit. La manière de tenir cette feuille est très simple. On n'a qu'à suivre les lignes du tableau ci-après de haut en bas.

Nous supposons une salle de médecine de 54 lits. Il y avait le matin 52 malades adultes avec 3 berceaux, 2 de garçons, 1 de fille. Il est entré dans la journée 3 malades adultes et 1 fille venant du dehors, 1 malade adulte venant d'une autre salle. Il est sorti, dans la même journée, 4 malades adultes et 1 garçon, quittant l'hôpital, 1 malade passé dans une autre salle, 2 adultes décédés, 1 fillette décédée. Ces mouvements donnent lieu au tableau suivant :

Mouvement de Salle ~~~ SALLE DE MÉDECINE	NOM de L'ÉTABLISSEMENT } Pitié	Salle..... Sexe..... _____ Mouvement du......... 1887

| | Adultes | Infants | | Total |
		Garçons	Filles	
Malades existant le matin	52	2	1	55
— entrés	3		1	4
— venant des salles }	1			1
Total........	56	2	2	60
Malades sortis.......	4	1	1	5
— passés aux salles }	1			1
— décédés	2		1	3
Total........	7	1	1	9
Reste le soir...	49	1	1	51
Total des lits montés ..	51			
Lits vacants....	5			

Au dos de la feuille, se trouvent des colonnes pour recevoir les noms et les numéros de lits des malades entrés, sortis ou décédés. Voilà ce que c'est qu'une feuille de mouvement. Ce n'est pas difficile à faire, et, quand vous serez surveillantes, vous vous en acquitterez à merveille.

Si le malade est entré après minuit, il ne doit pas figurer sur le mouvement de la veille, bien entendu; mais il compte comme entrant le jour même, et c'est sur la feuille qui sera dressée *le lendemain* matin qu'il devra être porté.

La nuit est passée. Les malades ont bien dormi ; les *veilleurs* et les *veilleuses* ont bien... veillé. Ils ou elles se sont peut-être un peu étendus dans leurs fauteuils ; ils ou elles se sont peut-être laissés aller à quelques minutes d'assoupissement. Mais cet assoupissement très léger est celui du bon gendarme qui ne dort que d'un œil. S'il dort profondément de cet œil, il veille énergiquement de l'autre.

Toutefois, je ne conseillerai pas l'emploi de ce moyen de repos et de surveillance à nos veilleurs et à nos veilleuses. Il vaut mieux, il est nécessaire que les deux yeux soient ouverts à la fois et les deux oreilles aussi. La nuit, la situation est très délicate ; les malades, les grands malades surtout, ont besoin des mêmes soins que le jour. Il faut leur donner à boire à chaque instant, leur porter le bassin à première demande, les changer en cas de besoin. Pour le change de linge comme pour tout cas imprévu, accès de fièvre, crise quelconque, le veilleur et la veilleuse doivent recourir à l'intervention de la *suppléante de veille*.

Ils suffisent pour les soins les plus ordinaires ; mais ils ont à *requérir l'aide de la suppléante* à la moindre alerte. Celle-ci à son tour doit faire appeler aussitôt l'*interne de garde*, si elle le juge nécessaire.

. Le service de nuit a ses heures d'activité. La fièvre ne dort pas, la souffrance ne dort pas. Les infirmiers, les infirmières de veille ne doivent pas non plus dormir.

Cinq heures du matin sonnent. Les infirmiers et les

infirmières de jour, réveillés depuis un quart d'heure, font leur entrée dans les salles.

C'est l'heure du branle-bas général : tout le monde sur le pont. Il faut commencer le nettoyage de la salle, il faut laver et changer les malades, jusqu'à 6 heures, au moment de la soupe.

Il faut ouvrir les fenêtres d'*un côté* de la salle pour donner de l'air, vider et nettoyer les bassins, faire les couvertures des malades qui ne peuvent se lever.

A 6 heures, *arrive la Surveillante* qui examine le travail fait, surveille chacun dans l'accomplissement de sa tâche, regarde le *Rapport de la Suppléante de veille* pour connaître les incidents de la nuit, et se rendre compte de l'état de ses malades en passant la revue des lits.

C'est le moment, en outre, où la Surveillante *distribue aux malades les purgations*, les vomitifs, les médicaments qui doivent être pris à jeun ; où elle reçoit et *distribue le lait* qu'elle a envoyé chercher à la cuisine, où elle fait le mouvement de salle de la veille qu'elle envoie porter au bureau de la Direction.

C'est encore dans la matinée que s'opère le *change de linge*. Cette opération appelle l'attention la plus minutieuse.

Le *linge sale* vient d'être pris sur les lits par une infirmière et déposé dans un cabinet voisin, dénommé le *caveau* dans certaines maisons. Il est aussitôt compté par la surveillante ou sous ses yeux, et totalisé par catégorie d'objets, c' -à-dire par draps, par chemises, par alèzes, tant de   s, tant de chemises:

Enfin, il est inscrit séance tenante sur le *carnet de la Surveillante* et sur *deux feuilles pareilles*, destinées l'une à la buanderie, l'autre à la lingerie.

Le garçon de salle porte ensuite le linge à la buanderie, accompagné d'une infirmière qui porte le car-

net et les deux feuilles. A la buanderie, une fois le
linge sale déposé et contrôlé, on laisse une des deux
feuilles, et l'on fait viser l'autre pour la rapporter à la
lingerie qui donne en échange une égale quantité de
linge propre. De cette façon, la salle a toujours *sa
même quantité de linge* et la Surveillante son même
inventaire.

Les Surveillantes sont responsables de l'INVENTAIRE
de leur linge.

Le change du linge a lieu de 7 heures à 9 heures,
alors que la visite des médecins est déjà commencée
dans quelques services.

La *visite* est pour le malade, surtout pour le malade
entrant, pour notre voyageur, l'événement capital de
la journée. Que va dire le médecin ? Le cas lui parai-
tra-t-il grave ? Quelles prescriptions va-t-il ordonner ?

Tandis que le malade attend ce moment solennel
pour lui, il faut que les infirmiers et les infirmières
aient terminé le ménage de la salle et pris le temps de
faire leur propre toilette et de se mettre en tenue.

La *tenue,* un point intéressant qui laisse parfois à
désirer. Les hommes restent trop longtemps en blouse,
les femmes ont des ajustements de fantaisie.

Tout cela n'est pas convenable. Il y a une tenue
réglementaire qu'il faut avoir au moins à partir de
8 heures du matin : pour les hommes, le pantalon, le
gilet et la veste bleus ; pour les femmes, le fichu, le
bonnet, les manches et le tablier blancs, aussi blancs
que possible, et la robe bleue ou noire.

Il faut être, comme le soldat, en tenue sous les ar-
mes. Du reste, une personne soignée et propre, homme
ou femme, fait bon effet, produit une favorable im-

pression, et l'on se sent immédiatement bien disposé à son égard.

La *visite* commence à 8 heures et demie, 9 heures, 10 heures. La surveillante suit le chef de service, l'infirmière suit la surveillante. — L'infirmière tient la cuvette, le savon, la serviette, les compresses.

On passe au lit de chaque malade, ou tout au moins de chaque nouveau malade. La surveillante est à même de dire au médecin dans quel état notre voyageur est arrivé, comment il a passé la nuit, quelle est sa température. Et le malade, examiné, ausculté, tient enfin son ordonnance qui est couchée sur le *cahier de visite*.

On appelle *cahier de visite* le cahier qui contient les renseignements les plus importants sur la vie de l'hôpital : à quel régime alimentaire doit être soumis le malade, quelle médication il doit suivre, quelles prescriptions extraordinaires il doit recevoir. C'est, en un mot, l'indication de son traitement.

La règle est que le *cahier* doit être *tenu en double* par un des externes en médecine et l'interne en pharmacie. Il arrive quelquefois que l'externe en médecine laisse son travail à la surveillante.

L'essentiel est que le cahier soit bien tenu, et que la surveillante le connaisse à fond et le consulte en toute occasion, soit à la distribution des médicaments vers midi, soit dans l'après-midi au recensement des médicaments, et à quatre heures ainsi que le lendemain matin à 10 heures à la distribution des vivres.

Le *régime alimentaire* comporte une série de degrés. Le malade est mis :

1° A la *diète absolue*, où il ne reçoit ni aliment, ni boisson ;

2° A la *diète simple* ou *au bouillon*, où il reçoit quatre bouillons gras par jour, de 25 centilitres chacun ;

3° *Aux potages*, où il reçoit 2 bouillons gras de 25 centil., 2 potages gras de 30 centil., et 12 centil., de vin (les hommes), ou 9 centil. (les femmes).

4° AU PREMIER DEGRÉ comprenant :

Lait : 25 centilitres.

Pain blanc : hommes, 12 décagr.; femmes, 10 décagr.

Vin : hommes, 24 centil.; femmes, 18 centil.

Repas du matin : Potage gras, 30 centil., viande rôtie, 6 décagr.

Repas du soir : Potage gras, 30 centil., volaille *ou* viande rôtie, 6 décagr., *ou* poisson, 8 décagr., *ou* 1 œuf frais.

5° AU DEUXIÈME DEGRÉ comprenant :

Pain blanc : hommes, 24 décagr.; femmes, 20 décagr.

Vin : hommes, 24 centil.; femmes, 18 centil.

Le matin : soupe maigre, 30 centil.

Repas du matin : Viande rôtie *ou* ragoût de menu, 6 décagr., 1 œuf frais *ou* pruneaux, 9 centil., *ou* riz au lait *ou* fruits cuits : 10 décagr.

Repas du soir : Soupe grasse, 30 cent., viande bouillie, 6 décagr., *ou* poisson, 8 décagr., légumes de saison, 8 décagr.

6° AU TROISIÈME DEGRÉ peu usité.

7° Enfin AU QUATRIÈME DEGRÉ qui est celui des malades capables de bien manger et qui donne le menu suivant :

Le matin : soupe maigre, 30 centil.

Pain blanc : hommes, 48 décagr; femmes, 40 décagrammes.

Vin : hommes, 48 centil. ; femmes, 36 centil.

Repas du matin : Viande rôtie *ou* bouilli accommodé, 9 décagr., *ou* abats, 12 décagr.; légumes secs *ou* de saison, 15 cent., *ou* 2 œufs frais.

Repas du soir : Soupe grasse, 30 centil.; viande bouillie, 12 décagr., *ou* poisson, 16 décagr., légumes frais, 10 centigr., *ou* pommes de terre, 24 centigr., *ou* riz au gras ou au lait, 20 centigr.

Telle est l'échelle du régime alimentaire qui comprend en outre le *régime lacté intégral* ou *partiel*, et les *prescriptions extraordinaires*.

Dans le *régime lacté intégral*, les malades ne reçoivent que du lait pour tout aliment et toute boisson. Les malades au 4ᵉ degré ne sont jamais soumis à ce régime, non plus que ceux condamnés à la diète absolue.

Dans le *régime lacté partiel*, le lait est servi en remplacement du vin, et les malades reçoivent leurs autres allocations en potages, bouillons, viande et pain.

Tout cela est indiqué sur *le cahier* de visite, et doit être parfaitement connu de la surveillante, pour que sa distribution de vivres à l'heure des repas ne laisse rien à désirer.

Dans l'après-midi, les infirmiers et les infirmières qui ne sont pas de corvée pour la pharmacie, qui n'ont pas de courses à faire, ne cessent de donner leurs soins aux malades et à la propreté de la salle. Les hommes cirent les parquets, les femmes lavent les montants des lits, les planchettes, les tables de nuit. Cette activité incessante, et avec le moins de bruit possible, doit faire plaisir à notre voyageur.

En effet, le malade qui repose dans un lit bien fait, au milieu d'une salle proprement tenue, qui voit les allées et venues du personnel, qui a suivi de l'œil le chef de service entouré de son cortège d'étudiants, qui n'a qu'à se laisser faire et dorloter, ne peut qu'éprouver à ce spectacle une satisfaction profonde.

Nous pensons que telles sont bien là les impressions de notre voyageur et qu'il lui vient au cœur un certain sentiment de reconnaissance pour tous les bons soins dont il est l'objet. Si cette reconnaissance ne lui vient pas, tant pis pour lui ! C'est un être mal conformé ou mal élevé qu'il faut plaindre.

Mais tout voyage a un terme, et un jour arrive où notre malade doit quitter son hôtellerie. Les *causes de la sortie* d'un malade sont multiples.

D'abord, il peut sortir *sur sa demande*, et, dans ce cas, c'est le directeur seul qui l'y autorise, s'il n'y a pas un danger très évident pour sa santé, pour sa vie.

En second lieu, il y a la sortie pour *insubordination*, prononcée également par le directeur seul, si le malade fait du scandale dans la salle et ne veut pas se soumettre aux observations du service médical ou de la surveillante. Nous ne parlons ici que du malade capable de marcher.

En troisième lieu, il y a la *sortie normale* prononcée par le directeur sur l'avis du médecin qui juge que le *malade est guéri* ou qu'il peut continuer son traitement à domicile.

Dans ces trois cas, l'infirmière porte la pancarte au *vestiaire* pour faciliter la recherche des effets qui appartiennent au malade. La pancarte est ensuite remise au bureau de la direction qui consigne la sortie sur ses registres.

L'infirmière emporte du vestiaire dans la salle les effets du malade afin qu'il puisse s'habiller et quitter l'hôpital. Il importe à ce moment de bien constater, par-devant le malade, qu'il a remis, avant son départ, le linge qui lui avait été confié : la chemise, le bonnet, la camisole. Cette investigation peut aller jusqu'à *la fouille*, s'il manque un objet.

Il y a d'autre part les *sorties de convalescence* pour les asiles de Vincennes et du Vésinet.

5.

Les asiles nationaux de Vincennes et du Vésinet, qui dépendent du Ministère de l'intérieur, sont institués, ainsi que nous vous l'avons dit, pour achever la guérison des malades, entrés en convalescence et ayant besoin de quelques jours de repos et de l'air de la campagne.

Les pancartes de ces partants sont également transmises par un infirmier au bureau de la direction, qui est souvent obligé de faire le tri entre les malades et d'ajourner pour le convoi suivant ceux qui sont en excédent du nombre demandé, les derniers inscrits.

Ceux-ci remontent dans les salles, et leurs pancartes sont de nouveau suspendues à leurs lits avec la mention : Ajourné.

Il y a encore les *sorties par suite d'admission à l'hospice* de Bicêtre, pour les hommes infirmes et incurables, à l'hospice de la Salpêtrière, pour les femmes, à l'hôpital Laënnec et à l'hôpital Broussais, pour les chroniques de l'un et de l'autre sexe.

On appelle *chroniques*, comme vous le savez, les malades atteints d'affections incurables, et qui font dans nos salles qu'ils encombrent, le désespoir des médecins, leur cas offrant peu d'intérêt pour la science et la pratique médicales.

Enfin, il existe un dernier mode de sortie : *le décès.* Un poète très philosophe a résumé l'existence humaine dans le quatrain suivant :

On entre, on crie,
Et c'est la vie.
On crie, on sort,
Et c'est la mort.

Pour beaucoup de pauvres malheureux, c'est là l'image de l'hôpital, et le court passage qu'ils y ont fait se résume dans ce double cri de douleur, Ils y sont arrivés dans un état désespéré ; ils ne tardent pas à en sortir par la porte de l'amphithéâtre.

Quand un malade a rendu le dernier soupir, ni l'infirmier ni l'infirmière ne doivent s'approcher de son lit. Si quelqu'un a le devoir de lui fermer les yeux, c'est la surveillante le jour, c'est la suppléante de veille, la nuit. Et encore, doivent-elles s'acquitter de ce soin *devant les infirmières*. Car elles ont à procéder aussitôt à l'inventaire de l'argent, des bijoux, des papiers de valeur qui peuvent se trouver sur le défunt.

C'est ici surtout que trouvent leur place les observations que j'ai faites, à la dernière leçon, au sujet des inventaires. Il ne *faut pas que le moindre soupçon puisse s'élever sur la probité du personnel.* C'est assez que la masse des imbéciles colporte le bruit que les infirmiers font fortune dans les hôpitaux en dépouillant les cadavres. Comme si les malheureux qui viennent à l'hôpital laissaient des fortunes à glaner dans leurs poches !

Mais les quelques sous qui s'y trouvent doivent être *comptés devant témoins*, inscrits sur le *carnet de veille* et sur le *carnet de la surveillante*, puis remis le plus promptement possible aux mains de l'économe. Je vous l'ai dit l'autre jour, pas plus que la femme de César, l'infirmière ne doit être soupçonnée.

Il est ensuite attaché au bras du défunt, par les soins de la surveillante, un *brassard en parchemin* portant les noms du décédé, le nom de la salle et le numéro du lit.

C'est une précaution indispensable pour assurer l'identité du cadavre, et prévenir toute confusion avec les corps qui seraient portés des autres salles à l'amphithéâtre dans la même journée.

Le *transport des corps à l'amphithéâtre* a lieu deux heures après le décès. Il est nécessaire que le brancard

consacré à cet office, soit bien fermé, et que les bran-
cardiers soient escortés soit par la surveillante, soit
par la suppléante, soit tout au moins, par une première
infirmière. Tout le monde comprendra le sentiment
de convenances qui préside à la composition de ce
cortège.

A l'amphithéâtre, les corps sont déposés chacun
dans une bière ou sur une dalle, surmontée d'une pancarte ou *bulletin de pied,* rédigé dans la salle et donnant les nom et prénoms du défunt, ainsi que les
autres renseignements consignés sur le brassard.

La famille, les parents ou les amis, avertis du décès
par le bureau de la direction, dans le plus bref délai,
peuvent venir reconnaître le corps. Toutes les mesures
sont prises pour éviter les erreurs qui seraient si re-
grettables en pareil cas.

Il importe, à ce point de vue, que la *pancarte du
défunt* soit envoyée très exactement et sans retard,
de la salle au bureau de la direction, et que l'infirmière
chargée de porter cette pancarte, ne s'arrête pas en
chemin.

Si l'erreur est possible, ce n'est qu'à ce moment-là,
et vous voyez quels seraient les désagréments à éprouver, soit qu'on annonçât à une famille la mort d'une
personne qui serait bien portante, soit qu'on négligeât
de donner l'avis d'un décès. En pareil cas, l'hôpital
est toujours condamnable, et le personnel toujours
condamné. Ce n'est que justice.

Ce sont les décès qui alimentent le *vestiaire* où les
indigents, qui sortent de l'hôpital en état de convalescence ou de guérison, reçoivent parfois des pantalons,
des paletots, des blouses, des chaussures, des chapeaux. — Les effets des corps non réclamés restent
acquis au vestiaire. — Les effets des décédés, reconnus
par leurs familles, appartiennent en outre à l'hôpital,

si les frais de séjour n'ont pas été acquittés dans le délai de six mois.

Grâce à cette double ressource, nous pouvons donner quelques vêtements aux convalescents malheureux qui n'auraient que des haillons pour sortir de l'hôpital. Il ne faut rien laisser perdre à l'hôpital, où nous avons à faire de l'assistance sous toutes les formes et par tous les moyens.

SEPTIÈME LEÇON.

Des devoirs de l'infirmier et de l'infirmière.

SOMMAIRE. — De la propreté sur la personne et dans le service. — Méthode raisonnée de balayage et de nettoyage.
Devoirs généraux de l'infirmière, qui doit prendre sa profession à cœur, avoir de la persévérance, se montrer bonne, courageuse, dévouée. — Une vieille devise à méditer : Le malheureux est chose sacrée.
Critiques dirigées contre le personnel laïque des hôpitaux. Réfutation de ces critiques. — La robe ne fait pas la garde-malade. Les laïques accomplissent un devoir civil; même avec les religieuses, les laïques ont toujours pris les soins les plus répugnants, les plus dangereux. — Statistique édifiante à l'appui.
Les laïques sont plus dociles que les religieuses; elles ont plus d'instruction professionnelle; elles sont plus respectueuses de la liberté de conscience. — Le courage et le dévouement sont surtout nécessaires en temps d'épidémie. — Précédents à la louange du personnel laïque. — L'infirmière est l'auxiliaire utile, indispensable du service médical.
Autres qualités qui doivent se trouver chez l'infirmière : activité, exactitude, modestie, bonne tenue.

MESDAMES, MESSIEURS,

Dans les deux leçons précédentes, nous avons parcouru l'hôpital ensemble, en étudiant certains côtés, non les moins importants, de votre tâche quotidienne.

Mais il est forcément des détails de service que nous avons négligés, d'autres sur lesquels nous n'avons pas assez insisté. Parmi ces derniers, se trouve en premier lieu la *propreté*.

La *propreté*, c'est une des vertus essentielles de l'infirmière. Il faut qu'elle soit propre sur elle, chez elle, autour d'elle ; que dans la salle tout soit d'une propreté irréprochable, les malades, les draps, les rideaux, les lits, les ustensiles, les carreaux, les parquets, les murs.

Il y a, dans chaque salle, à faire le *grand ménage* au moins une fois par semaine : c'est-à-dire brosser les murs et les piliers, nettoyer les carreaux des fenêtres, secouer les rideaux, laver à l'eau de potasse les tables de nuit, les montants de lit, les sommiers, les passer ensuite à l'eau phéniquée, etc. C'est à la surveillante à faire exécuter ces travaux dans l'après-midi, à des jours et à des heures convenables.

Mais ce qui doit être tenu constamment en parfait état de propreté, c'est le cabinet de la surveillante, c'est l'office avec la vaisselle et les ustensiles divers, ce sont les bassins, les verres et les couverts des malades, ce sont les appareils et les instruments, c'est le sol de la salle, du vestibule et les marches des escaliers, ce sont surtout les cabinets d'aisances. Les filles d'office, les garçons de salle ont là leur besogne de chaque jour, besogne fort importante, à laquelle s'attache un double intérêt.

En premier lieu, l'extrême propreté est considérée comme une condition indispensable de bonne hygiène. Elle fait partie du *traitement antiseptique*. Je ne traiterai pas davantage cette question, qui est du ressort de votre professeur d'hygiène. — En second lieu, la bonne tenue d'un service s'apprécie, pour ainsi dire, au premier coup d'œil, à l'aspect de l'ordre et de la propreté de la salle. On a bientôt fait de dire : Tant vaut la surveillante, tant vaut le service ; et l'on a raison.

Il ne faut pas que le *balayage d'une salle* consiste simplement, comme le disait dernièrement M. Peyron, directeur de l'Assistance publique, dans le déplacement de la poussière. La méthode ordinaire de balayage est vicieuse. On voit, en effet, la poussière s'élever, à chaque coup de balai, et par conséquent, elle va bientôt retomber, en pluie finement disséminée, sur tous les points de la salle, sur les lits, sur les tables, sur les pots à tisane. Avec elle, reviennent et se propagent les *microbes*, les terribles *microbes*, qu'il faut expulser impitoyablement par tous les moyens. Une commission d'hygiène prépare à l'heure qu'il est, paraît-il, un petit traité complet sur la meilleure manière de nettoyer une salle de malades, et de chasser toute la poussière et tous les microbes qu'elle renferme.

En attendant la publication de la nouvelle méthode, il faut procéder à des *nettoyages constants et raisonnés* : promener l'éponge ou le linge humide contre les murs, sur les boiseries, et le morceau de laine sur les parquets, en évitant le plus petit nuage de poussière. Mais encore une fois, ces détails ne rentrent pas dans les cours d'administration.

Je n'ai pas la prétention d'avoir prévu tous les détails du service hospitalier, pour vous les mettre sous les yeux. Il y a ce qu'on appelle, dans un hôpital, les services généraux, la cuisine, la lingerie, la buanderie, dont je n'ai pas parlé. Il y a là, d'autre part, d'un hôpital à un autre, certaines différences dans les manières d'être et d'agir. Ces différences s'accentuent encore s'il s'agit de comparer un hôpital à un hospice ou à une maison de retraite. Je ne crois pas nécessaire de vous en entretenir. C'est affaire de pratique, d'apprentissage.

Quand on connaît à fond le service d'une salle de malades, quand on est pénétré de tous les devoirs d'une infirmière, il n'y a plus de difficultés, dans quelque service, dans quelque maison que l'on soit : tous les secrets de la profession sont connus, toutes les fatigues acceptées, toutes les difficultés résolues. Aussi, vous parlerai-je aujourd'hui, pour terminer ce cours, des *devoirs* que vous avez à remplir en tant qu'infirmiers et qu'infirmières.

Matière grave et aussi délicate ! Car il faudra bien vous mettre un peu sur le tapis, et passer en revue vos défauts et qualités, les *défauts* que vous pourriez avoir, car peut-être n'en avez-vous pas, et dont vous devez vous corriger, les *qualités* que vous devez avoir, et certainement vous les avez, et que vous devez mettre en lumière.

Et tout d'abord, en entrant dans un hôpital, dans un service hospitalier, vous devez partir de ce principe que c'est *une carrière que vous embrassez*, un apprentissage que vous faites, une profession sérieuse et permanente que vous choisissez. Lors même que vous auriez d'autres ambitions en tête, il faut agir comme si ces ambitions étaient un rêve, et vous adonner complètement, sincèrement aux choses de votre métier. Ce point de départ est indispensable. Sans cela, que viendriez-vous faire ici ? Vous perdriez, comme on dit, votre jeunesse et votre beau temps, le meilleur de votre vie, alors que vous êtes riches surtout de santé et de vigueur, votre beau temps se consumerait dans des travaux qui ne vous seraient d'aucun profit pour l'avenir.

Si vous dites : « Me voici infirmier ou infirmière à

l'hôpital, mais c'est en attendant mieux. C'est un pis-
aller pour le moment ; plus tard je trouverai autre
chose. » Mauvaise affaire ! Vous n'êtes pas taillés pour
la besogne que vous entreprenez. Pour un oui, pour
un non, vous abandonnerez la place, et vous errerez
la plupart en vagabondes dans la vie, toujours en
quête d'emploi, sans position stable et sans économie.

Les existences qui sont ainsi menées à l'étourdie
aboutissent à des vieillesses précoces et misérables.
L'*imprévoyance*, on s'en repent plus tard, trop tard.

L'autre jour, une femme frisant la soixantaine est
venue me demander un certificat d'anciens services à
l'hôpital. Elle avait été en effet infirmière à trois
intervalles éloignés, quatre ans de 1849 à 1853, deux
ans de 1861 à 1863, et trois ans de 1867 à 1870. Puis
elle avait jeté trois fois son bonnet blanc par-dessus
les murs de l'hôpital et pris des occupatio.s quelcon-
ques en dehors de l'Administration. —Ah! monsieur,
me disait-elle, c'est bien malheureux pour moi que je
ne sois pas restée dans les hôpitaux. Je serais aujour-
d'hui dans une autre position. — Que désirez-vous ?
lui ai-je demandé. — Je voudrais entrer comme indi-
gente à la Salpêtrière, et peut-être que co certificat
m'y aidera. Mais si j'étais restée à l'Administration, je
serais surveillante comme tant d'autres, et j'aurais
droit à la retraite. — Tardifs regrets ! lui ai-je dit. —
C'est vrai, monsieur, me répondit-elle d'un air désolé
en se retirant.

La pauvre femme se trouvait sans ressources et à
peu près incapable de gagner son pain. Elle ne s'était
pas assigné de but dans la vie, elle n'avait pas suivi
une route bien tracée, et elle n'avait plus que des
regrets amers à exprimer sur son manque de persévérance. La persévérance, tout est là, comme je vous le
disais dans ma dernière leçon.

Quelles sont en outre les qualités qui doivent briller chez un infirmier et chez une infirmière ? Je ne vous cacherai pas que, du moment qu'on exige des qualités d'une personne, on est bien près de les exiger toutes. Mais n'allons pas si loin, ne demandons à personne la perfection, et contentons-nous d'un bon ensemble de qualités, essentielles dans la tenue d'un service d'hôpital.

J'ai vu quelque part que, lorsqu'il s'est agi de rédiger le diplôme des élèves de nos Ecoles professionnelles et de l'encadrer d'ornements ou de devises, M. Bourneville avait proposé d'inscrire ces mots, en tête même du diplôme :

« *Sois bonne, courageuse, dévouée* » à l'adresse des lauréates femmes. Naturellement, pour le diplôme décerné aux hommes, la devise devait être : « *Sois bon, courageux, dévoué*. » On n'a pas donné suite à cette proposition. Toujours est-il que cette inscription était digne de figurer sur le diplôme d'infirmiers et d'infirmières. Elle résume, en effet, l'ensemble des qualités dont je parlais tout à l'heure, et qui sont indispensables chez une infirmière comme chez un infirmier.

Sois bonne, c'est-à-dire sois bienveillante, sois douce, sois compatissante, sois charitable. La bonté, c'est une vertu exquise, qui a son parfum comme une fleur, son rayonnement comme une étoile. Une personne vraiment bonne, cela se voit, se sent tout de suite. Elle attire toutes les sympathies ; elle fait excuser toutes ses manies, tous ses défauts. Quand on dit de quelqu'un : Il est si bon! L'éloge est complet.

Cette vertu, si précieuse dans la vie ordinaire, doit se manifester surtout chez vous autres qui avez constamment affaire à des malheureux, à des êtres souffrants, qui ont si besoin de bons soins. Ceux-là ne s'y trompent pas. Ils ne sont pas longtemps à deviner dans leurs gardes-malades la bienveillance ou l'indifférence, et à s'attacher à l'infirmière bienveillante qui ne les brusque pas, et qui s'intéresse à leur sort, à leur guérison.

Dans les sociétés antiques, où nous avons vu l'hospitalité largement pratiquée, le malheureux était l'objet de la sollicitude publique. On disait à Rome notamment : « *Res sacra miser.* » Le malheureux est chose sacrée. Et en effet, ils sont à plaindre profondément, ils sont même à respecter, ces pauvres gens qui n'ayant aucune fortune, aucun bien-être au monde, n'ont même pas la santé, et sont obligés de recourir à l'hôpital.

A la bonté, il faut joindre le courage et le dévouement, le courage pour vaincre la fatigue physique ou même morale qui menacerait de vous arrêter dans l'accomplissement de votre tâche, le dévouement pour remplir votre devoir jusqu'au bout, sans répugnance et sans trêve.

Toutes ces qualités, je les condenserais volontiers dans ces mots que je livre à vos plus sérieuses réflexions : « *Prenez goût à votre métier.* » Il faut que vous en arriviez à vous dire : « La profession d'infirmière me plaît. Je veux me consacrer au service des malades, et passer ma vie à l'hôpital. Cela me va et j'y suis bien résolue. » Tant que vous ne vous serez pas fait cet aveu à vous-mêmes, vous ne serez que des infirmières de qualité inférieure et vous ne travaillerez même pas avec cœur à votre avancement.

Les ennemis de la laïcisation du personnel des hôpitaux, les amis des congréganistes ont toujours prétendu que ces qualités ne pouvaient appartenir qu'à des religieuses, et qu'il ne fallait pas les demander à des laïques.

En mai 1881, peu de temps après la laïcisation de la Pitié, il y a eu au Sénat une très chaude discussion à ce sujet. Un orateur clérical (1) faisait dans les termes suivants la *comparaison entre le personnel laïque et le personnel religieux*. Écoutez bien :

« Je suis de ceux qui croient que chez la femme de toute condition, à un moment donné, on peut trouver de grands élans de courage et de dévouement. Pendant le siège, j'ai vu les femmes de Paris à l'œuvre.

« Mais auront-elles (il parlait de vous) cette vocation durable, ce courage de tous les jours, ce dévouement de toutes les heures, et surtout ce renoncement aux choses du monde, que seul peut donner l'esprit de sacrifice ? Ce que vous demandez à la sœur, cela lui semble tout naturel : c'est l'exécution du vœu qu'elle a librement contracté, c'est le propre de la mission qu'elle s'est donnée, c'est l'intérêt de toute sa vie. Ce que vous demandez à la laïque en pareil cas, c'est de l'héroïsme et de l'héroïsme presque au-dessus des forces humaines. Car enfin, vous les prendrez mariées, jeunes filles ou veuves. Mariées, ce qui est bien naturel, elles penseront à leur mari, à leurs enfants, à leur ménage.

« Jeunes filles, à moins que vous ne leur imposiez un vœu de célibat, elles songeront au ménage à venir. Veuves, elles songeront à se refaire un avenir, ou bien elles ne seront plus d'âge à se soumettre à cet esprit d'obéissance passive, d'abnégation et de soumission, dont il faut avoir pris le pli dès sa jeunesse.

« Quelque dévouées, quelque zélées qu'elles soient, ce seront des fonctionnaires et des fonctionnaires à

1. M. Lambert Sainte-Croix.

600 francs. Vous ne prétendez pas leur interdire l'ambition d'aspirer à de plus hautes destinées, tandis que la sœur n'attend pas sa récompense ici-bas.

« Dès qu'elle aura fini son service, la laïque n'aura qu'une idée, c'est de retourner vers les siens, dans son intérieur, si elle en a un ; si elle n'en a pas, la hâte ne sera peut-être pas moins grande. Pour la sœur, son chez elle est la salle dont elle est chargée.

« Savez-vous ce que les sœurs Augustines, ces incomparables hospitalières de l'Hôtel-Dieu, qui, depuis huit siècles, sont là, à la même place, sur le même parvis de la vieille cité, savez-vous ce que les sœurs Augustines ont de jours de congé, de sorties par an ? Un tout au plus, pour aller voir leurs sœurs des autres hôpitaux. Toute leur vie appartient à l'hôpital, c'est là leur foyer, leur famille. »

Nous avons tenu à citer entièrement ce passage qui met si passionnément en relief la prétendue supériorité des religieuses sur le personnel laïque. Toute la théorie du parti clérical est là. Dans cette peinture si favorable aux congréganistes, il y a beaucoup d'exagération ; il y a aussi un peu de vérité.

Il y a *de l'exagération*, quand l'orateur clérical affirme que la religieuse a fait son chez elle de la salle qui lui est confiée ; que la mission d'infirmière est incompatible avec l'état d'une femme qui n'a pas renoncé au monde ; qu'aux religieuses seules appartient l'esprit d'obéissance et de soumission, etc. Il est facile de répondre que la religieuse quitte très bien la salle plusieurs fois dans la journée pour accomplir ses obligations religieuses et chaque soir pour se rendre à la communauté, où elle passe la nuit, comme le fait la surveillante dans sa famille. Il est facile d'ajouter que si la religieuse ne pense pas à des père et mère, à un mari, à des enfants, elle pense au bon Dieu, à la vierge Marie, à saint Joseph, à saint Thomas, à tous les saints et saintes du paradis. Sa pensée n'est pas moins distraite, et le malade non moins oublié.

Quant à l'argument *de la vocation d'état*, ce n'est pas sérieux. La robe, avons-nous déjà dit, ne fait pas la garde-malade, et l'on peut être une excellente surveillante sans se croire pour cela une héroïne. Sinon, il faut dire que l'*héroïsme* pousse dans les hôpitaux, comme l'herbe aux champs. Depuis que Louis XIV a laissé confier Bicêtre et la Salpêtrière à des laïques, il s'est succédé là et ailleurs, *des générations de bonnes surveillantes laïques*, toutes dévouées à leurs infirmes et à leurs malades. Elles ne se sont jamais comparées à Jeanne d'Arc ni à Jeanne Hachette. Elles n'ont même pas besoin de l'appât d'une récompense céleste pour bien remplir leur mission. Ce qu'elles ont à faire, elles le font simplement, consciencieusement.

Si les sœurs accomplissent un devoir religieux, les laïques accomplissent un devoir civil. Le reste est une question de tempérament, de bonne volonté. D'ailleurs, est-il nécessaire de répéter ici que les sœurs comme les surveillantes sont dans les hôpitaux des directrices de salle, que les simples infirmières, avec les sœurs comme avec les surveillantes, ont toujours été des *laïques*, et que les soins immédiats, les *plus répugnants*, *les plus dangereux* sont *toujours* donnés par ces dernières.

Voici une statistique relevée par M. le Dr Bourneville sur les accidents arrivés au personnel des trois hôpitaux d'enfants de 1860 à 1885 : « Quatre religieuses ont eu la diphtérie, une a succombé. Cinq laïques ont eu la diphtérie, quatre sont mortes. Une religieuse a perdu un œil ; neuf laïques ont perdu un œil et trois ont perdu les deux yeux. Soit CINQ *victimes* RELIGIEUSES et DIX-SEPT *victimes* LAÏQUES. »

Nous n'insisterons pas davantage sur cette vieille querelle de jésuites. En vantant l'esprit d'obéissance et de soumission des congréganistes, l'orateur clérical a été très hardi. Il a précisément mis le doigt sur l'un des trois points faibles du personnel religieux.

Les *sœurs ne sont pas dociles*, elles ne peuvent pas l'être, car elle ne sont pas *indépendantes* ; elles appartiennent tout d'abord à une congrégation. L'administration qui les emploie n'a pas sur elles une direction absolue. Son autorité se heurte à une autre autorité, celle de la congrégation et supposez qu'il y ait conflit entre les deux autorités, la religieuse n'hésitera pas ; elle a d'abord ses vœux à remplir ; elle obéira avant tout à l'autorité congréganiste, et laissera au second rang celle de l'administration. Le proverbe dit : On ne peut pas bien servir deux maîtres à la fois.

Le second point faible de la congréganiste, c'est *le manque d'instruction professionnelle*. Les notions de physiologie, d'anatomie, de médicaments, de pansements, etc., ne lui ont pas été inculquées avant sa nomination au grade de surveillante. Elle n'a pas eu l'apprentissage de l'école, elle n'a pas acquis, comme la laïque la forte expérience que donne l'avancement hiérarchique, la tenue successive des emplois inférieurs.

Enfin, le troisième point faible, c'est le *prosélytisme religieux*. Ici nous sommes sur le terrain brûlant, sur le vrai champ de bataille.

Quelle doit être, en matière de religion, la conduite d'un bon infirmier, d'une bonne infirmière, quel que soit son grade ? Je n'hésite pas à répondre : Son devoir consiste dans une indifférence absolue, dans une neutralité complète. Ce n'est pas son affaire. Il doit laisser le malade complètement libre, libre de demander et d'obtenir la visite du prêtre, du pasteur, du rabbin, libre de ne rien demander du tout.

Un bon infirmier soigne le corps et réconforte le moral. Il n'a pas à s'occuper d'autre chose. L'âme ne le regarde pas. Mais il doit professer le *respect le plus absolu de la liberté de conscience*. Il faut laisser les gens mourir en paix comme il leur convient, avec ou sans l'intervention d'un ministre du culte. Telle est la règle impérieuse, dictée par le bon sens, par la justice, par l'humanité. Cette règle, l'infirmière laïque l'observe facilement.

L'infirmière congréganiste est-elle disposée à l'observer ? Non, certainement non. J'irai plus loin, *elle ne le peut pas*. Avec sa culture d'esprit, avec les idées religieuses qui la dominent, elle veut non seulement guérir le corps, elle veut aussi sauver l'âme. *Le souci de l'âme devient même chez elle la principale préoccupation.*

Aussi, malgré tout, *elle fera du prosélytisme ;* elle obsèdera le chevet du mourant, elle lui demandera d'appeler un prêtre, elle voudra gagner une âme au paradis ; bref, elle ne laissera pas le malade mourir en paix. Je ne sais pas si l'âme se trouvera bien de cette persécution dévote, mais trop souvent le corps en pâtira. Quand un malade voit approcher le prêtre de son lit, il doit se dire que la mort est proche, et en éprouver souvent un terrible, un fatal frisson.

Tous ces graves inconvénients n'existent plus avec une surveillante laïque, qui n'est pas confite en religion et qui a le sentiment exact de ses devoirs.

Il y a quelque vérité dans la peinture de l'orateur clérical, en ce sens que, dans toutes les congrégations, dans tous les hôpitaux, on a vu des religieuses dévouées, aimant réellement et soignant bien leurs malades, les faisant passer même avant leurs devoirs religieux. Mais ces religieuses sont ou étaient le petit nombre. La grande majorité respectait plus les commandements religieux que les ordres de l'administration ou les prescriptions des médecins et préférait la Chapelle ou la Communauté à la salle des malades.

Il ne faut pas que ces incorrections, que ces lacunes se produisent dans le personnel laïque. Vous devez être TOUTES et TOUJOURS très attachées à vos services, très dévouées à vos malades. Vous devez l'être sans réserve, sans arrière-pensée ; et, grâce à l'instruction spéciale, professionnelle, qui vous est donnée, vous arriverez facilement à valoir mieux comme infirmières que les religieuses, puisque vous aurez sur elles l'avantage d'avoir suivi les cours théoriques et pratiques, de posséder un diplôme, consacrant votre travail prolongé, de n'obéir qu'à une autorité, celle de l'Administration, et dans un autre ordre d'idées, de ne commettre aucun acte de prosélytisme et de respecter, de la façon la plus absolue, la liberté de conscience.

Le courage et le dévouement sont surtout nécessaires *en temps d'épidémie.* C'est alors qu'il ne faut perdre ni la tête ni le cœur. Lorsque les salles ne sont plus qu'un lieu de passage très court pour l'amphithéâtre, lorsque les malades arrivent en foule, livides, bleuis par la peur et par le mal, et que la mort les frappe tour à tour avec une rapidité foudroyante, alors, certes ! il faut être vaillantes, et rester bravement au poste de combat, si périlleux qu'il soit. Alors, mesdames, *il faut être des hommes!* C'est l'heure de l'héroïsme, dont parlait l'orateur clérical.

Vous avez des précédents glorieux dans vos devancières laïques. Dans les deux terribles épidémies cholériques qui ont décimé Paris en 1832 et en 1849, les hospitalières laïques se sont noblement comportées.

A la Salpêtrière et à Bicêtre, ces deux épidémies firent des ravages énormes, même dans le personnel laïque, et il ne se produisit *aucune défaillance* dans les rangs de ce personnel qui montra le plus grand dévouement, le courage le plus héroïque.

Il en a été de même dans l'épidémie cholérique de 1865-1866. Ce sont des laïques de la Salpêtrière qui sont allées à Amiens. Même chose en 1883 ; même chose encore dans toutes les épidémies de *variole*, de *fièvre typhoïde* qui ont sévi depuis 1878. On avait osé dire que les laïques déserteraient les hôpitaux d'enfants, fuiraient la *diphtérie*, le *croup*. Ceux qui connaissaient le zèle et le dévouement des laïques dans les services d'enfants idiots, gâteux, épileptiques de Bicêtre et de la Salpêtrière, où se présentent fréquemment des maladies épidémiques, savaient d'avance que les laïques feraient parfaitement leur devoir dans les hôpitaux d'enfants. L'expérience a démontré qu'ils avaient raison : toutes les laïques ont fait leur devoir dans les trois hôpitaux d'enfants laïcisés depuis quinze à vingt mois.

Si les événements le demandent, et je ne souhaite pas d'en voir l'épreuve, vous serez, comme vos devancières, à la hauteur de votre tâche et vous remplirez votre devoir jusqu'au bout.

En somme, à bien prendre les choses, c'est une belle tâche que celle qui consiste à soigner les malades. Songez que, dans l'accomplissement de cette fonction, vous êtes les auxiliaires du service médical, qui compte dans tous les établissements de l'Assistance publique des célébrités reconnues, des hommes illustres par leur science et leurs découvertes personnelles. Si un praticien éminent veut suivre dans une de nos salles soit l'application d'une méthode nou-

velle, soit la marche d'un cas isolé, c'est sur vous
qu'il doit compter, sur votre attention, sur votre intelligence, pour l'exécution minutieuse de toutes ses
prescriptions. Vous êtes *ses collaboratrices précieuses*,
soyez-en fières ; et il a bientôt fait de vous apprécier à
votre juste valeur, tenez-vous-le pour dit.

Parmi les autres qualités que vous devez avoir je
signalerai, l'*activité*, la *bonne tenue*, l'*exactitude*, la
docilité, la *modestie*. Vous voyez que je ne suis pas
trop exigeant. Ne *dites pas de mal* les unes des autres.
C'est peut-être difficile, mais si vous voulez vous
observer, cela viendra. Ne *soyez pas coquettes*. Est-ce
difficile ? Oui, n'est-ce pas ? Mais il y a des tempéra-
ments à tout. *Soyez attentives* à tout ce qui se passe autour de vous. *Soyez assidues* aux cours du soir comme
à ceux du jour, et travaillez ardemment à vos examens
et à vos compositions.

En observant bien tous mes conseils, vous vous
signalerez à l'attention de vos professeurs, de vos
directeurs, vous obtiendrez votre diplôme et l'avancement, auquel vous aspirez, vous sera prochainement
accordé. Je vous en exprime, pour finir, mes souhaits
les plus sincères.

TABLE DES MATIÈRES

PREMIÈRE LEÇON.

Origine, but et organisation des Ecoles municipales d'infirmiers et d'infirmières.

DEUXIÈME LEÇON.

Histoire de l'Assistance publique. — Son organisation actuelle. — Son budget.

SOMMAIRE. — Qu'est-ce que l'administration de l'Assistance publique ? — Origine du bien des pauvres. — Dons et legs d'argent, de propriétés. — Placement des sommes d'argent, fermages des propriétés. — Immeubles de service.
Existence de trois institutions charitables avant la Révolution : l'Hôtel-Dieu, l'Hôpital général, le Grand Bureau des Pauvres.
Changements apportés par la Révolution qui fond les trois institutions en une seule : l'Administration des hôpitaux et hospices civils de Paris. — Conseil général des hospices. — Commission exécutive de cinq membres.
Création de l'administration de l'Assistance publique par la loi du 10 janvier 1849. — Texte de cette loi. — Conseil de surveillance; composition de ce conseil.
Fortune des hôpitaux avant la Révolution. — Revenus propres actuels de l'Assistance publique. Total des recettes portées au budget hospitalier.
Qu'est-ce qu'un budget ? — Tableau de quelques chapitres de dépenses et de recettes du budget hospitalier. — Subvention considérable votée tous les ans par le Conseil municipal. 16

TROISIÈME LEÇON.

Aperçu des services de l'Assistance publique. Histoire de l'Hôtel-Dieu et de la Pitié.

SOMMAIRE. — Etablissements dépendant de l'Assistance publique. — Services généraux de l'administration centrale.
Division des établissements hospitaliers en deux groupes : les

QUATRIÈME LEÇON.

Etudes sommaires sur quelques hôpitaux, sur les établissements de services généraux, sur les hospices et maisons de retraite, sur le service des secours à domicile.

SOMMAIRE. — Notices sur les hôpitaux Saint-Louis, la Charité, Saint-Antoine. — Population de divers hôpitaux. — Population secourue dans les hôpitaux et dans les hospices.

Enfants-Assistés. — Enfants moralement abandonnés. — Aliénés, asiles du département de la Seine.

Etablissements de services généraux : boulangerie centrale, magasin central, approvisionnement général, pharmacie centrale

CINQUIÈME LEÇON.

Admission d'un malade à l'hôpital.

SOMMAIRE. — Impressions de voyage à l'hôpital. — Examen du service hospitalier par le détail depuis l'entrée jusqu'à la sortie du malade.

Admission du malade à l'hôpital : deux modes d'admission ; l'admission d'urgence à l'hôpital même et l'admission par le Bureau central. — Bon d'admission d'urgence par la consultation du matin ; admission d'urgence en dehors de la consultation. — Avis de l'interne de garde. — Bon d'admission par le Bureau central. — Qu'est-ce que le Bureau central ? — Cause incessante des brancards. — Loi du 7 août 1851. Motif de cette loi.

Billet d'entrée délivré par le bureau de la Direction. Renseignements consignés sur ce billet. — Questions posées autrefois au malade, à son entrée dans l'hôpital. Inconvénients de ces questions.

Régime inquisitorial aboli par M. Herold, préfet de la Seine et par M. Quentin, directeur de l'Assistance publique. Pratique de la liberté absolue de conscience. — Arrivée du malade dans la salle. Premiers soins à lui donner, soins de propreté, inventaire. — Inscription de l'Inventaire sur le billet d'entrée.

Il faut apporter l'attention la plus minutieuse dans la confection des paquets d'effets des entrants. Précautions spéciales à prendre. -- L'inventaire de l'argent et des bijoux doit être fait par la surveillante qui l'inscrit sur son carnet. Question de responsabilité. — Transport des effets au vestiaire. — Dépôt immédiat de l'argent et des bijoux à l'Economat.

Billet de salle ou pancarte à mettre au lit du malade. Renseignements portés sur la pancarte. — Le malade entrant n'a droit qu'au repas du soir, à délivrer sur *bon* spécial. 58

SIXIÈME LEÇON.

Soins à prendre et écritures à tenir durant le séjour du malade à l'hôpital.

SOMMAIRE. — Première impression du malade à ménager. — Mesures à prendre en cas d'urgence, sans attendre au lendemain l'examen du chef de service.

Qu'est-ce qu'une feuille de mouvement ? Manière de l'établir.

Importance du service de veille. Intervention de la suppléante de veille et l'interne de garde. — A 5 heures du matin, arrivée du personnel de jour : nettoyage des salles, change des malades. A 6 heures, arrivée de la surveillante, qui distribue les médicaments, le lait, fait le mouvement et procède au change du linge. — Ecritures concernant le change du linge. Transport du linge sale à la buanderie ; délivrance à la lingerie d'une égale quantité de linge propre.

Visite du médecin. Attitude du personnel durant la visite, tenue réglementaire. — Qu'est-ce que le cahier de visite? — La surveillante doit connaître à fond le cahier de visite.

Régime alimentaire. Ses différents degrés. Régime lacté, intégral ou partiel. — Soins divers de l'après-midi.

Causes multiples de la sortie du malade, sur sa demande, pour un cas grave d'indiscipline, par suite de guérison ou de convalescence, pour transfèrement dans les hospices. — Qu'appelle-t-on *chronique ?*

Décès. La surveillante doit fermer les yeux du mort et faire l'inventaire de l'argent et des bijoux. Elle doit mettre un brassard au côté droit du décédé.

SEPTIÈME LEÇON.

Des devoirs de l'infirmier et de l'Infirmière.

SOMMAIRE. — De la propreté sur la personne et dans le service. — Méthode raisonnée de balayage et de nettoyage.

Devoirs généraux de l'infirmière, qui doit prendre sa profession à cœur, avoir de la persévérance, se montrer bonne, courageuse, dévouée. — Une vieille devise à méditer : Le malheureux est chose sacrée.

Critiques dirigées contre le personnel laïque des hôpitaux. Réfutation de ces critiques. — La robe ne fait pas la garde-malade. Les laïques accomplissent un devoir civil ; même avec les religieuses, les laïques ont toujours pris les soins les plus répugnants, les plus dangereux. — Statistique édifiante à l'appui.

Imp. de la Soc. de Typ.—Noizette, 8, r. Campagne-1re, Paris.

M. DELATTRE rappelle qu'en 1877, après que le Conseil municipal eût émis le vœu dont vient de parler M. Bourneville, l'Administration, pour n'y pas donner suite, prétexta que de nouvelles inscriptions pourraient enlever aux salles de malades leur caractère grave et religieux. Le changement de l'Administration permet d'espérer aujourd'hui une réforme complète, et on ne peut que remercier M. le Directeur de l'Assistance publique de la laïcisation qu'il promet.

M. HENRICY dit que le numérotage des salles serait plus simple et plus pratique. Les noms propres changeraient fatalement avec les doctrines médicales, tandis que l'on constituerait quelque chose de durable, en mettant des numéros d'ordre.

M. Benjamin RASPAIL répond qu'en présentant le vœu en discussion, il a voulu faire disparaître les noms de saints et de saintes, et y substituer des noms historiques, pouvant instruire et intéresser les malades, par les souvenirs glorieux ou bienfaisants qu'ils éveillent.

Si l'on suivait le système de M. Henricy, on devrait nommer les rues par des numéros. Quand un homme a été utile à ses semblables, c'est un devoir que de faire connaître son nom. Le nom de Dupuytren sera aussi facile à retenir que celui de Saint-Cucuphin ou de Sainte-Cucuphine. Les hôpitaux et hospices fournissent un excellent moyen de répandre l'instruction populaire, et le Conseil doit profiter des bonnes dispositions de M. le Directeur de l'Assistance publique. Les conclusions de la commission sont mises aux voix et adoptées.

C'est à la suite de ce vœu que l'administration de l'Assistance publique est entrée franchement dans la voie indiquée, et a fait disparaître les noms des saints et saintes dans les hôpitaux confiés exclusivement au personnel laïque.

LISTE ALPHABÉTIQUE ET NOTICES

ALEMBERT (d') (1717-1783). Philosophe et géomètre célèbre. Il a, comme savant, contribué au progrès des sciences, notamment des mathématiques, et, comme philosophe, préparé la grande Révolution française. Un des fondateurs de l'*Encyclopédie*, le premier dictionnaire complet qui ait résumé toutes les connaissances d'une époque.

ALIBERT (1766-1837). Médecin de l'hôpital Saint-Louis et professeur de thérapeutique à l'École de médecine. Il s'est rendu célèbre par ses travaux sur les *fièvres intermittentes pernicieuses* et sur *les maladies de la peau*. Il fit, pendant trente ans, à l'hôpital Saint-Louis, des leçons cliniques qui furent très fréquentées, même par des médecins étrangers.

ANDRAL (1797-1876). Né à Paris. Médecin des hôpitaux, membre de l'Académie des sciences, professeur de pathologie et de thérapeutique générales, il brille au premier rang des médecins du siècle. On consulte toujours ses ouvrages, son *Cours de pathologie*, son *Traité de l'auscultation médiate et du cœur*, son *Essai d'hématologie*.

ARAGO (François) (1786-1853). Né à Estagel (Pyrénées-Orientales). Mathématicien et astronome illustre, professeur à l'École polytechnique, directeur de l'Observatoire, membre de l'Académie des sciences, membre du gouvernement provisoire en 1848, il est resté une des gloires de la science française. Son nom est attaché à plusieurs belles découvertes, la *théorie des ondulations*, la *polarisation colorée*, le *magnétisme par rotation*. Il a publié une foule de mémoires et de travaux scientifiques.

ARAN (1817-1861). Né à Bordeaux. Médecin des hôpitaux, il a publié de nombreux mémoires, notamment sur les *maladies de cœur*, la *pleurésie*, les *abcès*, etc. Il a succombé à une méningite rhumatismale.

ARCHAMBAULT (1866-1883). Médecin des hôpitaux (Enfants-Malades), il a fait des leçons cliniques très suivies. Parmi ses travaux, on cite un mémoire sur la *Trachéotomie dans la période ultime du croup*.

ASTRUC (1684-1766). Médecin français, professeur au Collège royal de Paris; il a publié plusieurs ouvrages célèbres, entre autres : *De morbis venereis* (des maladies vénériennes), un *Traité de thérapeutique*, un *Traité de pathologie*, un *Traité des Maladies des femmes*, etc.

AXENFELD (1825-1876). Médecin des hôpitaux (Tenon), professeur de pathologie interne à la Faculté ; il a laissé une œuvre remarquable faisant encore autorité : *Traité des névroses*.

AZIMON (V.). Décédée en 1860. Bienfaitrice des pauvres ; elle a légué par testament sa fortune à l'Assistance publique, et fondé notamment dix lits de vieillards dans les hospices.

BACON (1561-1626). Illustre philosophe anglais, comblé d'honneurs par le roi Jacques Ier qui en fit son garde des sceaux, son grand chancelier, et le nomma baron de Verulam. Il a fait de nombreux ouvrages sur la morale, la politique, la religion, — et agrandi le champ des investigations de l'esprit humain.

BARRIER (1815-1870). Né à Saint-Étienne. Médecin de Lyon; il s'est surtout occupé des maladies de l'enfance, sur lesquelles il a écrit des mémoires remarqués.

BARTH (1806-1877). Né à Sarreguemines (Moselle). Médecin de l'Hôtel-Dieu, membre de l'Académie, il a laissé des ouvrages importants, notamment un *Traité pratique d'auscultation*, et une étude sur l'*Ulcération des voies aériennes*.

BAUDELOCQUE (1746-1810). Le plus grand accoucheur du *XVIII*e siècle, et l'homme qui a le plus contribué aux progrès de l'art obstétrical. Chirurgien en chef de la Maternité, il se révéla professeur émérite et praticien consommé. Il donna ses soins aux reines de Hollande et de Naples, à l'impératrice Marie-Louise, etc. Il a beaucoup écrit et laissé des ouvrages remarquables en matière d'accouchements.

BAYLE (1799-1858). Né au Vernet (Basses-Alpes). Médecin distingué de l'asile de Vincennes, il a publié entre autres ouvrages : *Nouvelle doctrine des Maladies mentales. — Traité des maladies cancéreuses.— Eléments de pathologie médicale.*

BAZIN (1807-1878). Né à Saint-Brice (Seine-et-Oise). Médecin de Lourcine, de Saint-Antoine, de Saint-Louis, il a écrit des études remarquables sur les maladies de la peau.

BEAU (1806-1865). Né à Collonges (Ain). Médecin des hôpitaux Cochin, Saint-Antoine, Hôtel-Dieu, Charité, il parcourut une carrière laborieuse et bien remplie. Il se signala par l'originalité de ses théories, surtout dans une étude magistrale sur les maladies des *Poumons* et du *Cœur.*

BEAUJON (1718-1786). Né à Bordeaux. Célèbre financier sous Louis XV, fermier-général, il fit construire en 1784, au faubourg du Roule, une maison destinée à recevoir des orphelins : 12 garçons et 12 filles, et la dota de 29,000 livres de rente. La Convention transforma cet hospice en hôpital.

BECQUEREL (1814-1862). Médecin des hôpitaux. Il a fait paraître des travaux remarquables sur la *méningite*, sur la *chlorose du foie*, sur les *urines.*

BÉHIER (1813-1876). Né à Paris. Médecin de la Charité, de la Pitié, professeur à la Faculté de médecine, il a publié un *Traité de pathologie interne, des études sur la fièvre puerpérale.*

BELHOMME (1800-1865). Né à Paris. Médecin aliéniste, il a laissé des ouvrages intéressants sur les maladies mentales.

BELLIÈVRE (Pomponne de). Mort en 1657. Président du Parlement de Paris pendant la minorité de Louis XV, il provoqua l'édit du 27 avril 1656 qui prescrivit le *Renferme-ment* des pauvres à la Salpêtrière, à Bicêtre et à la Pitié. (Un pavillon de la Salpêtrière porte son nom.)

BERNARD (Claude) (1813-1878). Né à Saint-Julien (Rhône). Un des plus grands physiologistes français, membre de l'Institut, professeur de physiologie au Collège de France; il a fait d'immortelles découvertes sur le jeu de l'organisme humain, dont il pénétra les secrets. Ses travaux sur la *Sécrétion du suc gastrique*, sur le *Pancréas*, sur le *Foie*, sur le *Grand sympathique*, sur la *Nutrition* en général, font autorité dans le monde de la science. Sa statue s'élève à l'entrée du Collège de France.

BERTHIER (1830-1877). Médecin de Bicêtre ; il a publié de nombreux travaux, entre autres: *Médecine mentale*, *Erreurs et préjugés relatifs à la folie*, *Transformations épileptiques*.

BIALA DE BRÉVILLE (Décédé en 1882). Bienfaiteur des pauvres ; il a légué à l'administration 10.464 fr. de rente pour fondation de lits aux Incurables.

BICHAT (1771-1802). Médecin. Né à Thoirette-en-Bresse. Un des plus vastes génies dont s'honorent la France et la médecine. Il eut une courte carrière brillamment remplie et fit faire à la physiologie un immense progrès. Ses ouvrages: *Traité des membranes*, *Recherche sur la vie et la mort*, *Anatomie générale*, font toujours autorité. Il étudia les secrets de la physiologie et de l'anatomie sur plus de 600 cadavres qu'il ouvrit lui-même, soit à l'Hôtel-Dieu, soit ailleurs. Sa santé fut très altérée par d'incessants travaux, il succomba rapidement aux suites d'une chute dans un escalier de l'Hôtel-Dieu, dont il était médecin. Il n'avait que trente et un ans.

BRETT (1781-1840). Né en Suisse. Médecin des hôpitaux (Saint-Louis), il fonda le traitement externe des maladies de la peau et préconisa l'emploi de l'arsenic. Il a publié des écrits autorisés sur les affections cutanées.

BILGRAIN. Bienfaiteur des pauvres. Il a légué, en 1838, une somme de 150.000 francs pour les hospices de Paris. Cette somme a servi à la construction d'un pavillon à l'hôpital des Enfants-Malades.

BLACHE (1799-1871). Né à Senlis. Médecin des hôpitaux (Cochin, Enfants-Malades) ; il a publié de nombreux mémoires sur les *Maladies des enfants*.

BLANDIN (1798-1849). Né à Aubigny (Cher). Médecin des hôpitaux, professeur de médecine opératoire, il a fait progresser la *Rhinoplastie*, et publié de beaux travaux sur la *Phlébite* et l'*Infection purulente*.

BOUCICAUT (Veuve) (1815-188?). Propriétaire des *Magasins du Bon Marché*, elle avait débuté dans le commerce avec son mari, par une installation des plus modestes. Très généreuse durant sa vie, elle a donné à sa mort un magnifique exemple de bienfaisance et de solidarité humaine. Elle a distribué par testament toute sa fortune, cent millions, en libéralités de tout genre à des œuvres charitables, à des sociétés littéraires, artistiques et scientifiques, et légué le reliquat de ses biens, évalué sept millions, à l'Assistance publique pour la construction d'un hôpital.

BOUILLAUD (1796-1874). Né à Angoulême. Membre de l'Académie de médecine et de l'Institut, professeur de clinique médicale à la Charité, il se fit remarquer par la précision de son diagnostic, et publia de nombreux ouvrages parmi lesquels nous citerons : *Traité clinique des maladies de cœur*, *Traité clinique du choléra*, *du Diagnostic et de la Curabilité du cancer*.

BOULARD (Michel) (1761-1825). Riche tapissier de Paris, il légua sa fortune montant à 1.128.000 francs aux hôpitaux pour la création d'une maison de vieillards à nommer hospice Saint-Michel. Cet hospice, qui s'élève avenue de Saint-Mandé, compte 22 lits.

BOULEY (1814-1883). Né à Paris. Médecin-vétérinaire, membre de l'Institut, professeur de clinique et de chirurgie à l'Ecole d'Alfort, il a publié des travaux remarquables sur *les maladies du bétail, la morve, les épizooties*.

BOUVIER (1799-1877). Né à Paris. Médecin des Enfants-Malades, membre de l'Académie de médecine, il a contribué aux progrès de la méthode de *Ténotomie sous-cutanée*. Un de ses principaux ouvrages est intitulé : *Etiologie des difformités en général et des déviations de l'épine en particulier*.

Boyer (Alexis) (1756-1862). Né à Uzerches-en-Limousin. Chirurgien célèbre, attaché à la Charité, professeur de médecine opératoire et de clinique, il fut nommé premier médecin de Napoléon. Il existe de lui deux ouvrages remarquables : un *Traité complet d'anatomie*, et un *Traité des maladies chirurgicales.*

Bretonneau (1778-1892). Né à Tours. Médecin de l'hôpital de Tours, il s'y est fait une célébrité comme professeur et praticien. On lui doit, comme découverte, la Trachéotomie. Il a publié des écrits estimés sur la *Fièvre intermittente*, la *Coqueluche*, etc.

Brezin (1758-1828). Entrepreneur de fonderies et de forges; il légua sa fortune aux hôpitaux pour la création d'un hospice en faveur des pauvres ouvriers forgerons, serruriers, mécaniciens, qui avaient, dit son testament, contribué à sa fortune. De là le nom d'Hospice de la Reconnaissance donné, par ordre du bienfaiteur, à l'établissement de Garches. Le revenu annuel de cette maison est de 227.800 fr. (chiffre du budget de 1888). Il renferme 330 lits.

Briquet (1796-1855). Né à Châlons-sur-Marne. Médecin de Cochin, puis de la Charité, membre de l'Académie de médecine, il a publié des travaux remarqués, notamment : *Traité thérapeutique du quinquina, Traité clinique de l'hystérie*, etc.

Broca (1824-1880). Né à Sainte-Foy (Gironde). Chirurgien de Bicêtre, de la Pitié, de Necker, etc., professeur à la Faculté de médecine et membre de l'Académie de médecine, il a été l'un des fondateurs de l'Ecole anthropologique, et il a laissé de nombreux ouvrages, entre autres : *Traité des Tumeurs, Mémoires d'anthropologie, Ordre des primates*, etc. Il a sa statue à Paris, sur le boulevard Saint-Germain, à côté de l'Ecole de Médecine.

Broussais (1772-1838). Médecin né à Saint-Malo. Il fit, comme médecin militaire, les campagnes du premier Empire, devint en 1820 médecin en chef de l'hôpital du Val-de-Grâce et, en 1831, professeur de pathologie et de thérapeutique générales à la Faculté de médecine de Paris. Observateur profond, il réalisait au chevet des malades l'idéal du praticien savant et consciencieux. Sa clinique du Val-de-Grâce brilla du plus vif éclat. Ses deux principaux ouvrages sont : l'*Histoire de la phlegmasie chronique* et l'*Examen des doctrines médicales*. Sa statue a été inaugurée dans la cour d'honneur du Val-de-Grâce, le 21 août 1841.

CABANIS (1757-1808). Médecin, né à Conac, il vécut, jeune homme, dans la société des grands penseurs du xviiie siècle, Turgot, Franklin, Condillac, Diderot, d'Alembert, Mirabeau et surtout de Condorcet, dont il épousa la belle-sœur. En l'an V, il fut nommé professeur de clinique à l'École de médecine de Paris, et l'an VI, représentant du peuple au Conseil des Cinq-Cents. Il mourut en 1808 d'une attaque d'apoplexie. Il publia entre autres œuvres: *Journal de la maladie et de la mort de Mirabeau, Traité du physique et du moral de l'homme, Observations sur les hôpitaux.*

CARRETTE (1858-1879). Externe de l'hôpital Trousseau, plein de zèle et de dévouement, il est mort d'une diphtérie contractée dans le service. C'est une des nombreuses victimes du devoir professionnel.

CAZALIS (1807-1882). Médecin des hôpitaux, il a fait de nombreuses recherches sur l'*Anatomie pathologique*.

CAZENAVE (1795-1858). Médecin de l'hôpital Saint-Louis, professeur à la Faculté de médecine, il s'est occupé surtout des maladies de la peau, sur lesquelles il a publié de nombreux ouvrages.

CERISE (180?-1871). Né dans le Piémont. Médecin français, il s'est rendu célèbre par ses travaux sur la *phréno-logie*, sur les *maladies nerveuses*, sur *l'hygiène*.

CHARDON-LAGACHE. Les époux Chardon-Lagache, riches négociants du faubourg Saint-Honoré, ont fondé en 1861 une maison de retraite pour les vieillards des deux sexes, à côté de l'institution Sainte-Périne. Cette maison qui contient 164 lits, a coûté près d'un million et a été dotée d'un large revenu, supérieur aujourd'hui à 112.000 francs de rente. M. Chardon-Lagache est décédé en 1879.

CHASSAIGNAC (1805-1879). Né à Nantes. Chirurgien de l'hôpital Lariboisière, membre de l'Académie de médecine, il a laissé des ouvrages remarqués sur la *rupture de l'utérus*, sur les *Tumeurs enchystées*, sur le *Drainage chirurgical*.

CHAUFFARD (1823-1879). Né à Avignon. Médecin des Enfants-Malades, puis de la Maison de santé, membre de l'Académie de médecine, il a occupé avec distinction la chaire de pathologie et de thérapeutique générales. Parmi ses écrits, on cite un mémoire sur la *Fièvre traumatique* et l'*Infection purulente.*

CHOMEL (1788-1858). Médecin de la Charité, membre de l'Académie de médecine, il s'est fait connaître comme clinicien de premier ordre. Parmi ses ouvrages, on cite les *Eléments de pathologie générale*, les *Leçons de clinique médicale*, un *Traité de pathologie générale*, etc.

CIVIALE (1792-1867). Né à Salilhès (Cantal). Chirurgien des hôpitaux (Necker) il passe pour avoir inventé le litho-triteur. En tout cas il l'a perfectionné et s'en est servi le premier sur un malade en 1824. Il a fait différents ouvrages sur la matière et il a fondé un musée à Necker avec un prix annuel de 300 francs pour l'étudiant qui serait chargé de l'entretenir.

CLOQUET (1790-1854). Né à Paris. Membre de l'Académie de médecine, professeur de pathologie chirurgicale, il a doté la science de plusieurs instruments utiles, ciseaux à opération, syphon aspirateur gradué, pinces à fourches, et publié des travaux importants sur l'*Anatomie* et la *Pathologie.*

CLOZEL DE BOYER (1851-1881). Etant chef de clinique adjoint de l'hôpital des Enfants-Assistés; il a succombé à la diphtérie contractée dans le service. C'était un travailleur émérite qui avait donné de brillantes espérances, publié des travaux très estimés sur les maladies nerveuses et fait des cours à l'*Ecole municipale d'infirmiers et d'infirmières*, de Bicêtre. Prosecteur à l'Ecole des Beaux-Arts, il est mort au moment où il subissait avec succès les épreuves du clinicat.

COCHIN (1726-1783). Curé de l'église Saint-Jacques-du-Haut-Pas et fondateur de l'hôpital qui porte son nom, grâce à son désintéressement et aux libéralités privées qu'il sut recueillir. L'hôpital Cochin n'avait que 38 lits à la mort de son fondateur.

COLIN. Bienfaiteur des hospices. Il a légué à l'administration sa fortune qui a été recueillie en 1874 et qui consistait en 400.000 francs de capitaux et 1.150.000 francs en propriétés.

CONDILLAC (1715-1780). Philosophe célèbre, né à Grenoble, un des précurseurs de la Révolution française, membre de l'Académie française, fondateur de l'école sensualiste en France. Toutes les idées, selon lui, viennent des sens, les facultés de l'âme n'étant que des sensations transformées. Parmi ses ouvrages on cite l'*Essai sur l'origine des connaissances humaines.*

CONDORCET (1743-1794). Philosophe matérialiste, membre de l'Académie des sciences, député à l'Assemblée législative et à la Convention. Son œuvre capitale est l'*Esquisse d'un tableau historique du progrès de l'esprit humain.* Il s'empoisonna pour se soustraire au jugement du Tribunal révolutionnaire.

CORNEILLE (1606-1684). Né à Rouen. Un de nos plus grands poètes, père de la tragédie française, membre de l'Académie. Ses œuvres principales, qui sont autant de chefs-d'œuvre, sont le *Cid*, les *Horaces, Cinna, Polyeucte* et *Rodogune.*

CORVISART (1755-1821). Médecin né à Drécourt, le 15 février 1755, médecin à l'hôpital de la Charité en 1788, il y fonda un enseignement clinique qui fut pendant vingt ans la gloire de la médecine française; il fut chargé ensuite de la chaire de médecine pratique au Collège de France, et devint médecin particulier de l'empereur Napoléon Ier qui le combla d'honneurs. Il mourut d'apoplexie. Corvisart a imprimé une vive impulsion à l'étude de l'*Anatomie pathologique.*

CRUVEILHIER (1801-1874). Né à Limoges. Membre de l'Académie des sciences, médecin de la Maternité, de la Salpêtrière, de la Charité, il succéda à Dupuytren dans la chaire d'anatomie pathologique, après avoir publié son bel ouvrage : *Anatomie pathologique du corps humain.*

CULLERIER (1758-1827). Chirurgien, né à Angers le 8 juin 1759. Chirurgien en chef de l'hôpital des Vénériens (Midi), il s'adonna principalement à l'étude des maladies syphilitiques, sur lesquelles il a publié divers mémoires. Il est mort à Paris d'un cancer de l'estomac en laissant une grande réputation comme praticien.

DANYAU (1803-1872). Né à Paris. Médecin des hôpitaux (Bicêtre, Maternité), membre de l'Académie de médecine s'est distingué comme praticien et auteur de divers écrits sur l'*Art des accouchements*.

DAUBANTON (1716-1799). Né à Montbard le 29 mai 1716, naturaliste éminent, collaborateur de Buffon, professeur du cours de minéralogie au Collège de France. Il a publié divers ouvrages d'histoire naturelle, entre autres un *Dictionnaire des animaux vertébrés*. Mort d'apoplexie à l'âge de quatre-vingt-trois ans.

DELESSERT (Benjamin) (1773-1847). Né à Lyon. Banquier, philanthrope, il fut l'homme des grandes entreprises et des améliorations sociales. Député de Saumur pendant quinze ans, il plaida pour les mesures libérales et les réformes fécondes; il fit abolir les loteries et multiplier les caisses d'épargne. Il légua une partie de sa fortune à des œuvres de bienfaisance.

DELPECH (1772-1832). Chirurgien né à Toulouse, il fut nommé en 1812 à la chaire de clinique chirurgicale de la Faculté de Montpellier, et y conquit bientôt une réputation universelle. Ses nombreux écrits s'étendent sur une foule de sujets. *Anévrismes, Cancers, Pleurésies, Rétrécissements, Perforations*, etc. Il fut assassiné par un client qu'il avait opéré d'un varicocèle et qui se suicida aussitôt après son crime.

DENONVILLIERS (1808-1879). Chirurgien de l'hôpital Saint-Louis, professeur de clinique chirurgicale à la Faculté de Paris, on a de lui un *Traité complet des maladies chirurgicales et des traitements qu'elles réclament*.

DEPAUL (1811-1883). Né à Morlaas (Basses-Pyrénées). Chirurgien des hôpitaux, professeur de clinique d'accou-

chement, il a laissé des œuvres importantes sur l'*Art obstétrical* et sur la *Vaccination*.

DESCARTES (1596-1650). Né en Touraine. Philosophe, mathématicien, il ouvrit à ce double titre de nouveaux hori-
zons à l'esprit humain. Son *Discours sur la méthode* renou-
vela la philosophie qui peut être appelée la science du
raisonnement. Sa *Géométrie* contient sa fameuse règle des
signes devenue la langue universelle des sciences mathématiques.

DESORMEAUX (1778-1830). Né à Paris. Médecin en chef de
la Maternité, membre de l'Académie de médecine, il a
laissé le souvenir d'un accoucheur émérite. Ses écrits,
peu nombreux, roulent sur l'*Art obstétrical*.

DESPORTES. Administrateur des hospices, il a introduit,
au commencement du siècle, de grandes améliorations
dans le régime de la Salpêtrière, et fait construire un
pavillon qui porte son nom.

DESPRÉS (1806-1860). Né à Seignelay (Yonne). Chirurgien
des hôpitaux, il s'est illustré comme patricien par d'ingé-
nieuses découvertes qui ont été publiées, savoir : *Procédé de
réduction des luxations à la hanche, Procédé de cathétérisme,
Procédé d'ouverture des abcès à la prostate.*

DEVERGIE (1798-1879). Né à Paris. Médecin de Bicêtre, de
Saint-Antoine, de Saint-Louis, membre de l'Académie de
médecine, il a publié divers travaux dont le plus important est la *Médecine légale théorique et pratique.*

DEVILLAS (1788-1832). Né à Quissac (Gard). Riche négo-
ciant, un des fondateurs de l'Entrepôt de Bercy. Il a légué
sa fortune évaluée à 1.122.000 francs à l'Administration des
hospices pour la fondation d'une maison de retraite. La
fondation Devillas compte 65 lits et forme une annexe de
l'hospice des Ménages.

DIDEROT (1713-1784). Né à Langres. Un des plus grands
esprits du dernier siècle, philosophe, littérateur, auteur
dramatique, il a cultivé tous les genres avec audace et succès. Il contribua puissamment à la propagation des idées

de progrès et de liberté. Parmi ses ouvrages, on cite l'*Essai sur le mérite et la vertu*, la *Religieuse*, ses *Mémoires*, l'*Encyclopédie* ; sa statue s'élève sur la place Saint-Germain-des-Prés.

DUBOIS (Paul) (1795-1859). Né à Paris. Chirurgien en chef de la Maternité, membre de l'Académie de médecine, il se montra praticien aussi habile qu'instruit. Il a laissé d'intéressants mémoires sur l'*Art obstétrical*.

DUCHENNE (de Boulogne) (1806-1875). Médecin français, célèbre par ses découvertes en électro-thérapie. Il a mis la photographie et l'électricité au service de la médecine, et publié de précieux ouvrages sur l'utilité de ces deux nouveaux agents.

DUPLAY (1805-1872). Né à Paris. Médecin des hôpitaux (Incurables, Bicêtre, Lariboisière) ; il a écrit de nombreux mémoires, entre autres : *Des ramollissements de l'utérus*, *Observation sur le choléra*, *Traitement des kystes de l'ovaire*.

DUPUYTREN (1777-1835). Chirurgien, né à Pierre-Buffière (Haute-Vienne). Il se révéla fort jeune comme un esprit éminent, un praticien hors ligne, un orateur éclatant. Il était chirurgien adjoint de l'Hôtel-Dieu à vingt-six ans ; il obtint la chaire de clinique chirurgicale en 1815, et la place de chirurgien de l'Hôtel-Dieu en 1818. Il fut couvert d'honneurs par Louis XVIII et Charles X, dont il était le premier chirurgien. Il est l'auteur d'importantes découvertes en *anatomie*, en *physiologie*, et il perfectionna presque tous les procédés opératoires en chirurgie. Il succomba aux suites d'une attaque de paralysie après avoir légué une partie de sa fortune pour des fondations scientifiques. Notre grand musée d'anatomie pathologique (musée Dupuytren) provient de cette libéralité.

EMERY (1788-1838). Né à Lamps (Isère). Médecin militaire, puis médecin de l'hôpital Saint-Louis, membre de l'Institut. Il a publié des mémoires importants sur la *Teigne*, sur l'*Opération du sarcocèle*, sur les *Maladies chroniques*.

EPÉE (abbé de l') (1712-1789). Né à Versailles. Un des bienfaiteurs de l'humanité pour la sollicitude qu'il montra envers les sourds-muets et l'existence meilleure qu'il leur procura en inventant le langage par signes et en fondant l'Institution des sourds-muets.

ESQUIROL (1772-1840). Médecin aliéniste, né à Toulouse. Nommé en 1811 médecin de la Salpêtrière, il y fit le premier un cours de clinique des maladies mentales, contribua puissamment à l'amélioration du sort des aliénés et devint plus tard médecin en chef de l'asile de Charenton. Il a fait quelques ouvrages importants sur les *Maladies mentales* et le *Traitement des aliénés*.

FALRET (1794-1870). Né à Marcillac (Lot). Médecin aliéniste, attaché à la Salpêtrière ; il s'est consacré surtout à l'étude des *Maladies mentales* sur lesquelles il a écrit des ouvrages du plus haut mérite.

FERRUS (1784-1868). Né à Briançon (Hautes-Alpes). Médecin de Bicêtre, membre de l'Institut, il introduisit le système du travail corporel dans le traitement des aliénés, créa la ferme de Sainte-Anne et fit paraître de nombreux ouvrages sur les *Aliénés*, sur les *Blessures du cœur* sur le *Goître*, sur les *Prisons*, etc.

FEUCHÈRES (Baron de) (1785-1857). Bienfaiteur des pauvres. Par suite de ses libéralités, l'administration a recueilli les sommes suivantes : 74.000 fr. pour l'Hôtel-Dieu, 20.000 fr. pour l'hospice des Ménages et 100.000 fr. pour les hospices.

FOLLIN (1823-1867). Né à Honfleur. Chirurgien des hôpitaux, membre de l'Académie de médecine; il fut praticien habile, écrivain distingué, orateur disert. Malgré sa courte carrière, il a beaucoup écrit, notamment sur les *Anévrysmes*, sur le *Cancer de l'utérus*, sur l'*Epispadias*.

FOUCHER (Veuve). Décédée en 1879. Bienfaitrice des pauvres, elle a légué par testament 21.000 francs aux Bureaux de bienfaisance et 73.000 francs pour fondation de lits d'incurables.

FOUQUET (1615-1680). Surintendant des Finances, célèbre par son faste et par ses disgrâces, il prit une part très active, sous la régence de Mazarin, à l'établissement de l'Hôpital-Général et notamment à la restauration des bâtiments de la Salpêtrière. Un pavillon de cet hospice porte son nom.

FOVILLE (1708-1878). Né à Pontoise. Médecin en chef des aliénés de Rouen, il a fait des études approfondies sur les maladies cérébrales et nerveuses, et publié des ouvrages très appréciés sur cette matière, notamment son *Traité du système nerveux cérébro-spinal.*

FRACASTOR (1483-1553). Médecin italien, né à Vérone, qui lui a élevé une statue. Célèbre comme poète autant que comme médecin, il écrivit divers poèmes en vers latins, intitulés, l'un : *Syphilis*, avec ce bizarre sous-titre, *sive de Morbo gallico*, l'autre *De Partu virginis*, et fit commerce d'amitié avec tous les savants de son siècle. Il s'adonna, dans sa vieillesse, à l'étude de l'astrologie et mourut d'apoplexie à l'âge de soixante-dix ans.

FRANKLIN (1706-1790). Né à Boston (Amérique du Nord). Physicien, économiste, homme d'Etat, il se rendit immortel par l'invention du paratonnerre. Il joua un grand rôle dans la guerre de l'Indépendance américaine et ce fut lui qui entraîna la France dans la lutte. De ses ouvrages on cite : *La science du Bonhomme Richard*, les *Mémoires de la vie de Franklin.*

GABRIELLE (d'Estrées) (1571-1598). Fille du marquis d'Estrées, elle devint à dix-huit ans la maîtresse de Henri IV qui la garda neuf ans et qui allait en faire sa femme lorsqu'elle mourut subitement, empoisonnée selon toute apparence. D'après les chroniqueurs du temps, Gabrielle était une merveille de grâce et de beauté : elle était en outre d'une bonté et d'un enjouement inaltérables. Il n'est pas surprenant qu'à Saint-Louis, l'hôpital créé par Henri IV, il y ait eu de fondation un pavillon Gabrielle.

GAILLARD (Veuve) (1807-1861). Bienfaitrice des pauvres de Paris, elle leur a légué 12.000 francs de rente.

GALIGNANI. Décédé en 1882. Célèbre journaliste américain établi à Paris ; il a légué une partie de sa fortune, trois millions et demi, pour la fondation d'une maison de retraite qui doit contenir 200 lits, à Neuilly-sur-Seine.

Cette fondation jouit actuellement de 131.000 francs de rente.

GALL (1758-1828). Né dans le grand-duché de Bade. Célèbre physiologiste et philosophe, naturalisé Français en 1819. Fondateur de la *Phrénologie*, il fit une étude approfondie du cerveau, découvrit 27 circonvolutions, dont il fit le siège des facultés intellectuelles, animales et morales. Ses doctrines avaient paru dangereuses en Autriche, elles furent accueillies à Paris avec la plus grande faveur.

GEOFFRIN (Madame) (1699-1777). Femme célèbre par son esprit et par la société d'écrivains et de philosophes qu'elle réunit autour d'elle. Ce fut en outre une femme de cœur, très charitable.

GÉRANDO (de) [(1772-1842). Né à Lyon. Homme politique, bienfaiteur des pauvres, il a débuté dans sa carrière de bienfaisance par un ouvrage très remarqué : Le *Visiteur des pauvres*. Il a fondé rue Cassini l'asile-ouvroir de Gérando pour recevoir les filles-mères malheureuses qui veulent mener une vie régulière, et leur donner le temps de se procurer du travail.

GERDY (1797-1856). Né à Loches (Aube). Chirurgien des hôpitaux de la Pitié et de Saint-Louis, membre de l'Institut, professeur de pathologie interne, il fut un praticien habile, un physiologiste éminent, un orateur consommé. Au nombre de ses ouvrages on cite un *Traité des bandages*, une *Physiologie médicale*, une *Chirurgie pratique complète*.

GIBERT (1797-1862). Né à Paris. Médecin des hôpitaux (Saint-Louis), membre de l'Académie de médecine, il a fait paraître des publications importantes sur les *Fièvres*, les *Maladies vénériennes*, les *Maladies de la peau*.

GILLETTE (1800-1859). Né à Paris. Médecin des hôpitaux (Salpêtrière, Enfants-Malades), il mourut de la diphtérie contractée auprès d'un enfant. Il a écrit sur la *Pathologie générale*, la *Carie du sternum*, la *Tumeur cancéreuse*.

GIRALDÈS (1810-1875). Né à Porto (Portugal). Chirurgien de l'hospice des Enfants-Trouvés, membre de l'Académie de médecine, il a publié de remarquables travaux sur les *Plaies de la face* en général et sur les *Maladies chirurgicales des enfants.*

GOSSELIN (1815-1881). Chirurgien successivement à Lourcine, Cochin, la Pitié, la Charité, professeur de pathologie, membre de l'Institut, il a publié des leçons cliniques, un *Traité des Hernies*, etc.

GOUPIL (1829-1864). Né à Paris. Médecin des hôpitaux (Lourcine, Saint-Antoine), il s'adonna de préférence aux études gynécologiques, et publia une *Clinique médicale sur les maladies des femmes.* Il mourut d'un érysipèle de la face.

GRISOLLE (1811-1869). Médecin des hôpitaux (Pitié), membre de l'Académie de médecine, professeur à la Faculté, il a publié d'intéressants mémoires sur la *Colique de plomb*, sur la *Pneumonie*, un *Traité de Pathologie interne.*

GUERSENT (1777-1848). Médecin des hôpitaux (Maison de santé, Enfants-Malades), membre de l'Académie de médecine, professeur à la Faculté, il a collaboré activement au *Dictionnaire des sciences médicales*, et a publié des Mémoires sur l'*Anévrysme du Cœur*, le *Furoncle atonique*, les *Épizooties.*

GUBLER (1821-1879). Né à Metz. Médecin des hôpitaux, membre de l'Institut, il a écrit sur l'*Ictère*, sur les *Paralysies alternes*, sur l'*Albuminerie*, etc.

GUILLOT (Natalis) (1802). Médecin des hôpitaux (Necker), il a été un praticien remarquable et il a produit un travail très approfondi sur l'*Organisation du centre nerveux dans les quatre classes d'animaux vertébrés.*

HARVEY (1578-1658). Médecin anglais né à Folkton, dans le comté de Kent. Il a immortalisé son nom en formulant la théorie de la circulation du sang. Cette merveilleuse découverte lui valut l'animosité des médecins de son temps qui l'accablèrent d'invectives et de railleries. Il se défendit avec vigueur et finit par les confondre. Le roi Charles Ier lui permit de prendre dans son parc des daims sur lesquels il fit les expériences les plus concluantes.

HAÜY (1745-1822). Né à Saint-Just (Oise). Fondateur de l'institution des Jeunes-Aveugles, bienfaiteur de l'humanité. Il imagina de remplacer les lettres par des signes en relief que le doigt pût distinguer et créa plusieurs maisons à Paris, Berlin et Pétersbourg. Il publia un *Essai sur l'éducation des enfants aveugles*, avec des caractères en relief.

HÉBRÉARD (1775-1830). Chirurgien de Bicêtre et médecin des prisons de la Seine, il a publié entre autres écrits un *Essai sur les tumeurs scrofuleuses*, un mémoire sur l'*Hépatitis*.

HELMHOLTZ. Né à Potsdam en 1821. Physiologiste allemand, très célèbre par ses travaux sur le *Sens de la vue*.

HELVÉTIUS (1715-1771). Né à Paris. Philosophe, littérateur, appartenant à l'école matérialiste, soutenant que dans l'homme, tout est organisme. Son principal ouvrage : de l'*Esprit*, condamné par la Sorbonne, le Pape et le Parlement, fut brûlé (1759) de la main du bourreau. Il a puissamment travaillé à l'éveil de l'esprit public.

HENRI IV (1553-1610). Roi de France, fils d'Antoine de Bourbon et de Jeanne d'Albret. Chef du parti protestant, il se convertit au catholicisme, après l'assassinat d'Henri III, pour être reconnu roi de France et entrer dans Paris qu'il assiégeait. « *Paris vaut bien une messe* », dit-il à cette occasion. Il mérita le surnom de *Vert-galant*. Il eut un règne tourmenté, mais glorieux, et fut assassiné par Ravaillac, un élève des Jésuites. Il a fondé, en 1607, l'hôpital Saint-Louis pour le traitement des malades atteints de la peste.

HERBELIN (1851-1880). Interne de l'hôpital Trousseau; il a succombé en quatre jours à une diphtérie maligne, contractée dans le service. Jeune homme plein de zèle et d'avenir, il est tombé, victime du devoir professionnel. Le Gouvernement lui fit remettre sur son lit de mort la croix de la légion d'honneur.

HILLAIRET (1815-1882). Né à Angoulême. Médecin des hôpitaux (Incurables, Saint-Louis) membre de l'Académie de médecine, il a fait un mémoire magistral sur les *Hémorragies du cervelet*, et publié dès travaux sur l'*Hygiène*.

HOLBACH (d') (1723-1789). Né dans le Palatinat. Philosophe,

littérateur, apôtre de l'athéisme, il a remué le monde par ses idées. Son bagage d'écrivain comprend surtout: le *Christianisme dévoilé*, la *Philosophie portative*, le *Système de la nature*. Venu très jeune à Paris, il y vécut jusqu'à sa mort.

HUGUIER (1804-1873). Né à Sézanne (Marne). Chirurgien des hôpitaux (Lourcine, Beaujon) membre de l'Académie de médecine, professeur d'anatomie à l'Ecole des Beaux-Arts, il a rédigé de nombreux mémoires sur l'*Anatomie de l'oreille*, le *Traitement des varices*, les *Luxations*, le *cathétérisme utérin*, etc.

HUMBOLDT (1769-1858). Né à Berlin. Illustre naturaliste allemand, il visita toutes les contrées du globe terrestre pour étudier les mœurs des habitants, la flore, la minéralogie, l'anatomie. Il a réuni les trésors de ses longues études dans un¹ ouvrage célèbre: *Cosmos*, essai d'une *Description physique du globe*. Le récit de ses voyages a fait l'objet de plusieurs autres livres; il a, en outre, enrichi l'histoire naturelle par de nombreuses publications.

ICARD (Veuve). Décédée en 1862. Bienfaitrice des pauvres, elle a légué à l'Assistance publique 20.000 francs de capital et 10.000 francs de rente pour fonder vingt lits, à l'hospice des Incurables.

JACQUART (1752-1824). Né à Lyon. Célèbre mécanicien, d'abord simple ouvrier et marchand de chapeaux de paille, il montra vite des aptitudes supérieures, perfectionna les machines employées pour l'industrie du tissage, et inventa le métier qui porte son nom. Le métier Jacquart a placé au premier rang l'industrie lyonnaise, et la ville de Lyon a érigé une statue à son auteur.

JARJAVAY (1819-1882). Chirurgien des hôpitaux (Lourcine), professeur à la Faculté, il a écrit sur l'*Anatomie chirurgicale*, sur l'*Urètre*, sur les *Corps fibreux de l'utérus*, des livres d'un rare mérite.

JEFFERSON (1743-1826). Troisième président de la République des Etats-Unis. Un des principaux chefs de l'insurrection américaine, il avait rédigé en 1776 la déclaration d'indépendance. Champion intrépide de la liberté de sa patrie, il la fit triompher concurremment avec Washington et Lafayette.

JENNER (1749-1823). Médecin anglais, né le 17 mai 1749, à Beckeley, dans le comté de Glocester, un des grands bienfaiteurs de l'humanité, grâce à la découverte du vaccin. C'est à la suite de longues observations et de recherches multipliées, qu'il s'avisa de faire des inoculations avec le pus du *cowpox*, c'est-à-dire d'un bouton poussant sur le pis de la vache. L'humanité, délivrée de la redoutable variole, acclama Jenner comme un sauveur. Il reçut de son vivant les témoignages les plus éclatants de reconnaissance et d'admiration.

KANT (1724-1804). Né à Kœnigsberg. Illustre philosophe allemand, fondateur de l'école idéaliste. Son ouvrage qui a eu le plus de retentissement est intitulé : *Critique de la raison pure*.

LA CHAPELLE (1769-1822). Sage-femme en chef de la Maison d'accouchement, première institutrice de l'école de cette maison. Fille de sage-femme et veuve de M. La-Chapelle, chirurgien de l'hôpital Saint-Louis, elle fut chargée en 1797 d'organiser l'hospice de la Maternité et elle y fit ensuite des cours pratiques qui eurent un grand retentissement. Elle a publié un ouvrage intitulé : *Pratique des accouchements*.

LAENNEC (1781-1826). Médecin né à Quimper. Il fut nommé en 1816, médecin de l'hôpital Necker et là, se rendit à jamais célèbre par ses découvertes en matière d'*auscultation médicale*. Son traité de l'*Auscultation médicale* est un des plus beaux ouvrages écrits sur la médecine. Grâce aux méthodes indiquées par Laënnec, les maladies de poitrine n'ont plus de secrets pour les médecins. Il est mort de phtisie pulmonaire à l'âge de quarante-cinq ans.

LA FONTAINE (1621-1695). Né à Château-Thierry. Notre immortel fabuliste, membre de l'Académie française. Ses *Fables*, que tout le monde connaît, sont autant d'œuvres exquises de grâce, de bon sens et de simplicité. Il s'en dégage un noble enseignement. Il a publié en outre, des *Contes* et quelques autres poèmes.

LALLEMAND (1791-1853). Né à Metz. Chirurgien célèbre à Montpellier, membre de l'Institut. Il publia sur l'*Encéphale* des lettres immortelles, et fit des études approfondies sur l'*Anatomie pathologique*. On cite de lui ses *Opérations d'anus contre nature*, sa *clinique médico-chirurgicale*.

LAMARCK (1744-1829). Né à Bazantin (Somme). Célèbre naturaliste, membre de l'Institut. Au nombre de ses travaux sur l'histoire naturelle, on distingue : la *Flore française*, le *Dictionnaire de botanique*, le *Mémoire sur les fossiles des environs de Paris*.

LAMBRECHTS (1753-1823). Né en Belgique. Homme d'État français, après la conquête de la Belgique, ministre de la justice, sénateur de l'Empire, il consacra par testament sa fortune à des œuvres de bienfaisance. Une partie de cette fortune a servi à la fondation de l'asile Lambrechts à Courbevoie, qui a 77.500 francs de rente et contient 102 lits, dont 18 lits d'hommes, 14 de femmes, et 70 d'enfants, tous de religion protestante.

LA RIBOISIÈRE (Comtesse de) (1795-1851). Née à Paris. Femme du général comte de La Riboisière qui était officier supérieur du premier Empire et fut sénateur sous le second, elle fut célèbre par sa beauté autant que par son esprit, et se montra durant sa vie très généreuse envers les pauvres. A sa mort, elle légua sa fortune à la Ville de Paris, pour créer un hôpital. La Ville de Paris, recueillit par suite de transaction avec les héritiers, une somme de 2.150.000 francs, et le nom d'*hôpital La Riboisière* fut donné à l'*Hôpital du Nord* qui était alors en voie de construction.

LASÈGUE (1819-1883). Né à Paris. Médecin des hôpitaux (Pitié), professeur de clinique, membre de l'Académie, il joua un rôle marqué comme médecin aliéniste, et publia de nombreux mémoires sur la *Tuberculose*, le *Diabète*, l'*Epilepsie*, l'*Hystérie*, l'*Alcoolisme*, etc.

LASSAY (Marquise de). Bienfaitrice de la Salpêtrière, elle a fait par testament une libéralité importante qui a permis de commencer, en 1750, la construction, dans cet hospice, du bâtiment qui porte son nom.

LAVOISIER (1743-1794). Né à Paris. Célèbre chimiste, membre de l'Académie des sciences à vingt-cinq ans, fermier général. Il découvrit les propriétés de l'oxygène, la comp o-

sition de l'eau, et fit faire à la chimie un pas immense.
L'agriculture et l'industrie lui sont redevables de nombreux
perfectionnements. Il fut condamné à mort par le Tribunal révolutionnaire.

Legendre (1812-1858). Né à Paris. Médecin des hôpitaux,
il se montra observateur patient et publia d'importants
mémoires sur la *Pneumonie chez l'enfant*, sur la *Méningite
tuberculeuse*, sur la *Syphilis*.

Legras (Mme, née de Marillac) (1591-1660). Fondatrice et
Supérieure des Sœurs Grises, elle a contribué à la plupart
des bonnes œuvres réalisées par Vincent de Paul.

Legroux (1798-1861). Né à Marégines (Nord). Médecin des
hôpitaux (Beaujon), il se rendit célèbre par ses études sur
les *Concrétions* et les *Coagulations sanguines*.

Lelong. Décédé en 1860. Bienfaiteur des pauvres, il a
légué toute sa fortune, près d'un million, à l'Assistance
publique.

Lélut (1804-1877). Né à Gy (Haute-Saône). Médecin de
Bicêtre, puis de la Salpêtrière, membre de l'Institut, il
se fit connaître de bonne heure par ses travaux sur le
Traitement des maladies mentales. Il a publié en outre des
ouvrages distingués sur la *Physiologie*.

Lenoir-Jousseran (Ve). Décédée en 1874. Très riche com-
merçante, elle a légué sa fortune, environ 5 millions, à
l'Assistance publique pour la fondation d'un asile réservé
aux vieillards indigents des deux sexes. La fondation
Lenoir-Jousseran, à Saint-Mandé, qui a 165 lits, jouit
actuellement de 184.000 francs de rente.

Levret (1703-1782). Chirurgien accoucheur, très célèbre
au siècle dernier, membre de l'Académie royale de chirurgie de Paris, a publié des mémoires importants sur
l'art des accouchements, et perfectionné l'instrument du
Forceps en lui donnant la courbure qu'il a conservée.

Liancourt (Voir : La Rochefoucauld).

LIBÉRAL (Bruant). Architecto du roi Louis XIV, il lui soumit, en 1669, le plan de la chapelle de la Salpêtrière et, après approbation du roi, il en commença l'exécution.

LISFRANC (1790-1847). Né à Saint-Paul (Loire). Chirurgien des hôpitaux, membre de l'Académie, il a brillé au premier rang des opérateurs du siècle, et publié de nombreux ouvrages sur la *Pathologie*, les *Amputations*, les *Cancers*, dont il a opéré, le premier, l'ablation. Il a succombé à une angine couenneuse.

LORAIN (1827-1875). Né à Paris. Médecin des hôpitaux (Pitié). Professeur à la Faculté de médecine, il fut un clinicien consommé, un homme de progrès et de dévouement. Ses ouvrages sur le *Pouls* et sur le *Choléra* sont très appréciés. Il est mort victime du devoir, en courant donner ses soins à un enfant pauvre, alors qu'il était lui-même malade.

LOCKE (1632-1704). Célèbre philosophe anglais, surnommé le « Sage Locke ». Il fut, par ses idées libérales, le précurseur de nos grands philosophes du *XVIIIᵉ* siècle. Dans son *Essai sur l'entendement humain*, il détruit l'hypothèse des idées innées, et il explique toutes nos idées par l'expérience. Dans son *Traité du gouvernement*, il combat les partisans du droit divin.

LOUIS (1787-1872). Né à Ai (Marne). Médecin des hôpitaux (Pitié, Hôtel-Dieu), membre de l'Académie de médecine, il se révéla grand praticien et publia des ouvrages très remarqués sur la *Membrane muqueuse de l'estomac*, le *Croup*, la *Fièvre typhoïde*.

LUGOL (1786-1851). Né à Montauban. Médecin des hôpitaux (Saint-Louis), il se livra spécialement à l'étude de la *Scrofule*, et innova le traitement par l'iode et les iodures. Il a publié divers écrits sur cette maladie.

MABLY (1709-1783). Né à Grenoble. Historien, publiciste, frère de Condillac, il a publié de nombreux ouvrages entre autres : *Parallèle des Romains et des Français*, *Droit public de l'Europe*, etc.

MAGENDIE (1782-1855). Né à Bordeaux. Médecin français,

membre de l'Institut, professeur au Collège de France, il fut un des chefs de l'école physiologique et expérimentale. Parmi ses ouvrages on cite : *Éléments de physique*, *Mémoires sur l'œsophage*, *Phénomènes physiques de la vie*.

MALGAIGNE (1806-1865). Chirurgien des hôpitaux (Lourcine, la Charité), membre de l'Académie de médecine, il fonda le *Journal de médecine et de chirurgie*. Il a publié de nombreux mémoires sur la *Gangrène des os*, les *Polypes*, les *Hernies*, les *Fractures* et les *Luxations*.

MARCÉ (1828-1864). Né à Paris. Médecin des hôpitaux (Bicêtre), aliéniste distingué, son ardeur au travail épuisa ses forces et amena sa fin prématurée. Parmi ses œuvres, on cite un *Traité des maladies mentales* qui est, pour ainsi dire, une œuvre classique.

MARET (duc de Bassano) (1763-1839). Né à Dijon. Homme d'État, ministre, secrétaire de Napoléon Ier qu'il suivit dans ses campagnes, il en a rédigé les bulletins et les instructions (Libéralités aux Ménages).

MARJOLIN (1780-1850). Né à Bay-sur-Saône. Chirurgien des hôpitaux (Hôtel-Dieu, Beaujon), membre de l'Académie de médecine, parleur brillant, il se fit une grande réputation à coté de Dupuytren. Son principal ouvrage est un *Cours de pathologie chirurgicale*.

MARMONTEL (1728-1799). Né à Bord (Limousin). Littérateur célèbre, auteur dramatique, historien, membre de l'Académie française. Ses principaux écrits sont *Bélisaire*, un roman : *Les Incas*, *Contes moraux*, *Histoire de la Régence*.

MASSE. Bienfaiteur des pauvres. En 1751, il a fondé douze lits aux Incurables.

MAURICEAU (1637-1709). Né à Paris. Chirurgien de l'Hôtel-Dieu, il a pratiqué surtout l'art des accouchements sur lequel il a publié un ouvrage qui a eu le plus grand retentissement : *Traité des maladies des femmes grosses et de celles qui sont accouchées*.

MAZARIN (1602-1661). Né à Rome. Cardinal et premier ministre de Louis XIII, d'Anne d'Autriche, régente, et de

8

Louis XIV. — Il joua un grand rôle politique et se signala
par diverses fondations, entre autres, celles du collège des
Quatre-Nations et de la Bibliothèque mazarine. Il fit pro-
mulguer l'édit royal du 11 janvier 1856 qui créa l'institution de l'Hôpital-Général pour le *Renfermement* des pauvres

Michel (de l'Hopital) (1505-1573). Né à Aigueperse.
Célèbre homme d'État, chancelier, orateur. Il occupa les
postes les plus élevés sans courtisanerie et sans forfaiture.
Il faillit être victime des fureurs catholiques durant la
Saint-Barthélemy, et mourut de chagrin peu après.

Michon (1805-1870). Chirurgien des hôpitaux (Cochin,
Pitié), il fut un opérateur de premier ordre, et son cours
d'anatomie et de médecine opératoire attira de nombreux
élèves. Il a peu écrit. On cite de lui quelques mémoires,
notamment sur les *Fistules vaginales* et les *Tumeurs*.

Molana. Bienfaiteur des pauvres. Il a légué un million
à la ville de Paris pour fonder un hôpital. L'administration a reçu le million en 1877 et construit le pavillon
Molana dans l'hôpital Saint-Antoine.

Molière (1622-1673). Né à Paris. Le plus célèbre auteur
comique des temps modernes. Entraîné par sa vocation
pour les théâtres, il se fit comédien et joua lui même ses
pièces, ses chefs-d'œuvre : les *Précieuses ridicules*, le *Misan-
thrope*, le *Médecin malgré lui*, *Tartuffe*, l'*Avare*, le *Bourgeois
gentilhomme*, les *Femmes savantes*, le *Malade imaginaire*. Il
tomba pour ainsi dire sur la brèche, emporté mourant de
la scène où il jouait le *Malade imaginaire*.

Monge (1746-1818). Né à Beaune. Géomètre célèbre,
membre de l'Académie des sciences, ministre de la marine
en 1792, il créa la *Géométrie descriptive*, et contribua puissamment à l'armement du pays contre l'Europe coalisée.
« On montrera la terre salpêtrée aujourd'hui, disait-il,
dans trois jours on en chargera les canons. » Il fut un des
fondateurs de l'École polytechnique, suivit Bonaparte en
Égypte, devint sénateur de l'Empire, et fut disgracié par
la Restauration qui lui enleva même sa place à l'Institut.

Monneret (1810-1868). Né à Paris. Médecin des hôpitaux
(Necker) après avoir été chirurgien militaire, il a été un

travailleur ardent, et il a publié, notamment sur l'*Hygiène*, des livres très estimés.

MONTESQUIEU (1689-1755). Né à la Brède (Gascogne). Illustre juriste et philosophe. Président du Parlement de Bordeaux, membre de l'Académie française, il a fait des ouvrages qui sont autant de chefs-d'œuvre : l'*Esprit des Lois*, les *Lettres persanes*, *Grandeur et décadence des Romains* etc. Il se montra dans ses écrits moraliste profond et grand réformateur.

MONTYON (baron de) (1733-1820). Né à Paris. Célèbre philanthrope et économiste, il a légué toute sa fortune pour des œuvres de bienfaisance : fondation de prix de vertu à décerner par l'Académie française, fondations charitables dépendant de l'Assistance publique qui inscrit, chaque année à son budget, 284.000 francs de rente, provenant de ce bienfaiteur.

MOREL, médecin de l'asile Saint-Yon, près de Rouen **(1809-1873).** Né à Vienne (Autriche) de parents français. Aliéniste éminent, il s'occupa, par des études à l'étranger, de l'installation des asiles d'aliénés, et des moyens propres à détruire le goître et le crétinisme. Son *Traité des dégénérescences* lui donne une place distinguée parmi les médecins.

NÉLATON (1807-1873). Chirurgien des hôpitaux, membre de l'Institut, professeur de clinique chirurgicale, très habile praticien. Il a perfectionné l'art de la Lithotritie, et publié un *Traité de Pathologie externe*.

NECKER (1732-1804). Homme d'État et grand financier, né à Genève, il joua un rôle prépondérant dans les années qui précédèrent la Révolution, et son exil en 1789 fut le signal de la prise de la Bastille. C'est grâce à l'initiative et au zèle charitable de sa femme, que l'hôpital Necker a été fondé en 1776. Il n'avait que 120 lits à l'origine.

OLIVIER D'ANGERS (1796-1845). Né à Angers. Médecin des hôpitaux, membre de l'Académie de médecine, il a élucidé bien des points obscurs de la médecine, et étudié surtout les maladies nerveuses. Il a écrit un *Traité des maladies de la Moelle épinière*, sur la *Luxation du fémur*, sur les *Tumeurs*, sur les *Empoisonnements*.

PALISSY (Bernard de) (1300-1589). Un des plus grands
génies de la France, peintre, physicien, économiste, il
découvrit le secret de la fabrication des émaux qui faisait
la gloire de l'Italie. Cette découverte lui coûta seize ans de
travaux et toute sa fortune. Il mourut à la Bastille où
l'avait fait jeter son attachement à la Réforme. Il avait
une devise mélancolique dont il avait fait l'épreuve : « *Po-
vreté empêche bons esprits de parvenir.* »

PAPIN (Denis) (1647-1718). Médecin et physicien, né à
Blois. Il ouvrit un vaste champ d'exploitation à la science
par son admirable découverte de la vapeur. Il décrivit
dans les *Actes de Leipzig* une machine à piston montant et
descendant par l'expansion et la condensation de la
vapeur. Il trouva la soupape de sûreté, le robinet à quatre
voies, le condenseur de la machine à haute pression, etc.
Ces merveilleuses inventions mirent plus d'un siècle à
venir au grand jour.

PARCHAPPE (1800-1874). Médecin aliéniste, inspecteur
général du service des aliénés et des prisons, il a laissé
des œuvres de mérite sur l'*Encéphale.* sur l'*Aliénation mentale,* sur le *Traitement du choléra,* un livre remarquable sur
l'*organisation et la construction des asiles d'aliénés.*

PARÉ (Ambroise) (1517-1598). Chirurgien français, né à
Laval, auteur du premier traité français sur la chirurgie,
médecin des rois Henri II, François II, Charles IX et
Henri III. Il guérit d'une blessure grave Charles IX qui le
sauva du massacre de la Saint-Barthélemy ; Ambroise
Paré était calviniste.

PARISET (1770-1847). Médecin de Bicêtre et de la Salpêtrière, il fit partie des missions officielles chargées d'étudier la *Fièvre jaune* et la *Peste.* Il a publié des mémoires
estimés sur ces maladies.

PARMENTIER (1737-1813). Né à Montdidier. Il fut d'abord
pharmacien militaire, puis il obtint au concours la place
de pharmacien adjoint de l'Hôtel des Invalides. L'humanité lui est redevable de la vulgarisation de la pomme
de terre qui était, avant lui, abandonnée aux animaux.

PARROT (1820-1883). Né à Excideuil (Dordogne). Médecin

des hôpitaux (Enfants-Assistés), professeur à la Faculté de médecine, membre de l'Académie. C'était un travailleur obstiné, il étudia la syphilis héréditaire, les affections gastro-intestinales des nouveau-nés, l'athrepsie. Ses nombreux ouvrages ont presque toujours pour objet les maladies de l'enfant.

PASCAL (1623-1662). Né à Clermont-Ferrand. Un des plus grands génies français, géomètre, philosophe, littérateur. Dès l'âge de douze ans, il se révéla calculateur de premier ordre. En physique, il fit ses fameuses expériences sur le *vide* et la *pesanteur de l'air*. La publication de ses *Lettres provinciales* foudroya la société de Jésus, en mettant à nu ses maximes immorales et sa duplicité. En proie lui-même aux préjugés religieux, il publia ses pensées et mourut obsédé de visions effrayantes en montrant l'exemple d'une sublime intelligence écrasée par la religion.

PASTORET (1756-1840). Savant jurisconsulte et homme d'Etat, membre de l'Académie et du Conseil des hospices, il a laissé plusieurs ouvrages de droit que l'on cite encore, et il a contribué, au commencement du siècle, à l'amélioration de la Salpétrière, et à la séparation des malades dans les hôpitaux.

PERDIGUIER (1805-1875). Né à Morières, près Avignon. Ouvrier menuisier, devenu représentant du peuple, il avait fait son instruction lui-même en étudiant le soir après treize heures de travail manuel. Il a beaucoup contribué à l'émancipation de la classe ouvrière; il a écrit sur le compagnonnage et sur les associations.

PESCATORE. Mort en 1850. Bienfaiteur des pauvres, il a légué 100.000 francs à l'Assistance publique pour fondation de lits aux Incurables.

PIDOUX (1808-1882). Né à Orgelet (Jura). Médecin des hôpitaux (Lariboisière, Charité) membre de l'Académie de médecine, inspecteur des Eaux-Bonnes, il a publié des études très remarquables sur le *tubercule* et la *phtisie*. Il a écrit une œuvre magistrale ; le *Traité de thérapeutique et de matière médicale*.

PIGNAT. Ancien pensionnaire de La Rochefoucauld, il a

laissé sa fortune, soit 62 francs de rente, aux administrés de cette maison de retraite. Son nom a été donné à une salle de l'hospice, en souvenir de cette libéralité.

Pinel (1755-1826). Né à Saint-Paul (Tarn). Médecin de Bicêtre, puis de la Salpêtrière, et professeur de pathologie interne à l'Ecole de médecine, il est devenu célèbre par l'amélioration qu'il apporta dans le traitement des aliénés dont il fit tomber les chaînes. On lui a dressé une statue sur la place de la Salpêtrière. Il a publié divers ouvrages dont le plus important est intitulé *Monographie philosophique*, ou la *Méthode de l'analyse appliquée à la médecine*.

Piorry (1794-1879). Né à Poitiers. Médecin des hôpitaux (Charité, Hôtel-Dieu), membre de l'Académie, professeur de clinique à la Faculté, il a imaginé la percussion médicale avec le plessimètre et laissé de nombreux ouvrages, entre autres : *Traité du diagnostic, de l'hérédité dans les maladies, Curabilité de la phtisie pulmonaire*.

Quesnay (1694-1774). Chirurgien, philosophe, économiste, il fut premier médecin du roi Louis XV et membre de l'Académie des sciences, et se distingua par de précieuses découvertes en thérapeutique. Son *Traité de la gangrène*, son *Traité des fièvres continues* sont encore cités comme des œuvres magistrales.

Racine (1639-1699). Né à la Ferté-Milon. Un de nos plus grands poètes tragiques, membre de l'Académie française, ami de Boileau et de Molière, il produisit nombre de pièces qui sont autant de chefs-d'œuvre : *Andromaque, Britannicus, Athalie, Phèdre*, les *Plaideurs*.

Rambuteau (comte de) (1781-1869). Né à Charnay (Saône-et-Loire). Préfet de la Seine sous Louis-Philippe, il a commencé les transformations et les embellissements de Paris, sans obérer les finances de la Cité. Il a favorisé, entre autres constructions, celle de l'hôpital Lariboisière et la restauration d'un quartier de la Salpêtrière.

Raspail (1794-1878). Né à Carpentras. Célèbre chimiste et homme politique, il eut une vie très agitée et prit une part active aux insurrections du parti républicain contre le gouvernement de Louis-Philippe. Il eut le temps de composer en prison de nombreux ouvrages de science, notamment un nouveau système de chimie organique. Il fit du camphre un antiseptique de premier ordre et il en vulgarisa l'usage avec son *Manuel de la Santé*. La population de Paris, reconnaissante envers le vieux lutteur républicain, lui a fait de magnifiques funérailles.

RAYER (1793-1831). Né à Saint-Sylvain (Calvados). Médecin des hôpitaux (Pitié, la Charité), membre de l'Académie. Il a occupé une place distinguée parmi les médecins de son temps. On a de lui : *Mémoires sur le delirium tremens, Traité des maladies de la peau, de la morve et du farcin chez l'homme, Traité des maladies des reins et des voies urinaires.*

RAYNAL (1713-1796). Né à Saint-Genès. Littérateur brillant, philosophe hardi, historien, il occupa une belle place parmi les Encyclopédistes, à côté de d'Alembert et de Diderot. Il créa diverses fondations pour les indigents.

RAYNAUD (Maurice), mort en 1882. Médecin des hôpitaux (la Charité) il acquit la réputation de praticien éminent et publia divers mémoires sur les artères, le cœur, la gangrène l'asphyxie, etc.

RÉCAMIER (1774-1852). Né à Rochefort (Ain). Médecin de l'Hôtel-Dieu, il est l'inventeur du *speculum* et d'un bistouri perfectionné. Praticien éminent, il a laissé de remarquables mémoires sur les *polypes*, sur le *traitement du cancer* et du *choléra*.

REQUIN (1803-1854), Né à Lyon. Chirurgien des hôpitaux, professeur de pathologie interne, il a mené une vie très laborieuse.Parmi ses nombreux écrits, on cite les *Éléments de pathologie médicale*. Il est mort d'une fièvre typhoïde.

RICHARD-LENOIR (1765-1840). Né à Trélat (Normandie). Célèbre industriel, il créa,le premier en France,des métiers pour le filage et le tissage des cotons, et contribua ainsi au développement de l'industrie et à la prospérité de son pays.

ROCHEFOUCAULD-LIANCOURT (La) (1747-1827), Économiste,

membre de l'Assemblée constituante, pair de France. Il
fonda l'Ecole des arts et métiers, provoqua les premiers
essais de la vaccine, en France, et fit à l'Assemblée des
rapports très étudiés sur la situation des hôpitaux de
Paris, notamment de la Pitié, de Bicêtre et de la Salpêtrière. — La fondation de la *Maison de retraite* de ce nom
est due à M** la vicomtesse de La Rochefoucauld qui
donna de ses deniers 36.252 livres, obtint de Louis XVI
une dotation de 10.000 livres, de la Ville de Paris une
rente de 1.800 livres et du clergé une somme de 100.000 livres.
A l'origine, en mars 1781, l'hospice s'est ouvert avec 16 lits
seulement.

Rochoux (1787-1862). Né à Argentan. Médecin des hôpitaux (Bicêtre), membre de l'Académie, il s'est occupé surtout des maladies contagieuses, sur lesquelles il a beaucoup écrit. On a de lui des études remarquables sur la
lèpre, le *typhus*, le *croup*, le *choléra*.

Rossini (Veuve) (1803-1870). Femme du célèbre maëstro
Rossini, l'auteur de *Guillaume Tell*, elle a consacré, par
testament, la moitié de sa fortune, près de 3 millions, à
la fondation d'une maison de retraite pour les chanteurs
et compositeurs français et italiens, tombés dans l'indigence.

Rostan (1791-1866). Né à Saint-Maximin (Var). Médecin
des hôpitaux (Pitié, Hôtel-Dieu), membre de l'Académie de
médecine, professeur à la Faculté, il a beaucoup écrit,
notamment sur le *Ramollissement du cerveau*, sur la *Rupture
du cœur*, sur le *Magnétisme animal*, sur l'*Asthme des vieillards*, etc.

Rousseau (Jean-Jacques) (1712-1778). Né à Genève. L'un
de nos plus éloquents écrivains, philosophe, publiciste,
compositeur, il a contribué puissamment au progrès des
idées et à l'affranchissement de l'esprit humain par certains
de ses ouvrages : le *Contrat social*, *Émile*, la *Nouvelle Héloïse*.
Il a prêché la pratique du devoir, le rigorisme dans les
mœurs et a été le vrai précurseur de la Révolution française. Les Montagnards puisèrent dans ses écrits leurs plus
sublimes inspirations, et notamment la *Déclaration des
Droits de l'homme*.

Roux (1780-1854). Né à Auxerre. Chirurgien des hôpitaux, rival de Dupuytren, membre de l'Académie, professeur de chirurgie, il marqua sa place au premier rang par un certain nombre de conquêtes scientifiques, dans la *Staphyloraphie*, les *Résections articulaires*, et par des publications de haute valeur, telles que : de l'*Influence des nerfs, Éléments de médecine opératoire, Quarante années de pratique chirurgicale.*

Saint-Louis (1215-1270). Roi de France, fils de Louis VIII et de Blanche de Castille. Il battit ses grands vassaux soulevés à Saintes et à Taillebourg, et entreprit une première croisade en Égypte où il fut fait prisonnier après la défaite de la Mansourah. Revenu en France, il fit quelques réformes heureuses, et se signala par deux fondations : La Sorbonne et l'hospice des Quinze-Vingts. Il fit ensuite une seconde croisade, s'empara de Carthage, et mourut de la peste devant Tunis.

Salomon de Caus (1533-1630). Architecte et ingénieur célèbre, il est considéré par beaucoup comme le premier inventeur de la machine à vapeur.

Seguin (1812-1880). Né à Clamecy, instituteur de Bicêtre en 1842, il a publié un ouvrage remarquable : *Traitement moral, hygiène et éducation des idiots.* Ayant quitté Bicêtre encore jeune, il a passé le reste de sa vie en Amérique où il s'est fait recevoir docteur en médecine, est mort avec le renom d'un grand philanthrope, car il a été le promoteur des réformes dans le traitement et l'assistance d'une classe nombreuse de déshérités.

Serres (1787-1861). Né à Clairac (Lot-et-Garonne), médecin des hôpitaux (Pitié, Hôtel-Dieu), membre de l'Académie, professeur au muséum, il a eu la plus brillante carrière, et il s'est distingué surtout par ses travaux sur l'*Anatomie comparée* et sur l'*Embryologie humaine.* Ses *Vues sur l'indépendance de la formation des organes* exposent une théorie nouvelle qui fait autorité.

Serres (Olivier de) (1539-1619). Né à Villeneuve-en-Vivarais. Agronome distingué, il naturalisa en France la culture de la soie et planta dans les Tuileries 15.000 plantes de mûriers. Il a laissé quelques écrits sur la *Sériciculture.*

SEYMOUR. Lord anglais célèbre, sous le règne de Louis-Philippe, par les excentricités de son caractère et de sa conduite, il est devenu, à sa mort, le bienfaiteur des pauvres en léguant sa fortune aux hospices de Londres et de Paris. L'Assistance publique a recueilli deux millions de ce legs.

SUARD (1734-1817). Né à Besançon. Littérateur, académicien, il a publié quelques ouvrages très estimés de son temps. (Libéralités aux Ménages).

TENON (1724-1816). Né à Scapeaux, près Joigny. D'abord chirurgien militaire, puis chirurgien principal de la Salpêtrière, membre de l'Académie royale de chirurgie, il fut député à l'Assemblée législative, où il se fit remarquer par sa philanthropie et ses lumières. Il avait publié de nombreux écrits en matière de médecine et de chirurgie. Son *Mémoire sur les hôpitaux de Paris* est son plus beau titre à la reconnaissance publique.

THOMAS (1732-1785). Écrivain distingué, né à Clermont-Ferrand, membre de l'Académie française. Il a fait de brillants panégyriques de grands hommes, entre autres l'*Éloge de Marc-Aurèle*.

THOUIN (1747-1823). Professeur très distingué de culture au Jardin du Roi (Jardin des Plantes).

TRANCEAU. Bienfaiteur des pauvres, il a fait, en 1819, un legs de 176.500 fr. aux bureaux de bienfaisance de Paris.

TRÉLAT (1795-1879). Né à Montargis. Médecin de la Salpêtrière, représentant du peuple, il se montra de bonne heure républicain ardent, et fut condamné par les magistrats de Louis-Philippe à trois ans de prison. Ministre en 1848, il se borna, sous l'Empire, à l'exercice de la médecine. Il a écrit des ouvrages remarquables sur la *Folie* et sur l'*Hygiène*.

TROUSSEAU (1801-1867). Né à Tours. Médecin des hôpitaux, membre de l'Académie de médecine, représentant du peuple en 1848, professeur de thérapeutique à la suite d'un brillant concours, il n'a connu que des succès éclatants dans sa carrière. Il était aussi éloquent comme professeur qu'habile comme praticien. Les plus importants de ses ouvrages sont : *Traité élémentaire de thérapeutique et de matière médicale, Nouvelles recherches sur la thérapeutique dans la période extrême du croup, Mémoire sur la Fièvre typhoïde.*

Turgot (1227-1781). Né à Paris. Economiste et littérateur, il fut ministre de la marine, puis contrôleur général des finances. Ses projets de réformes, inspirés par un vif amour de l'humanité, furent battus en brèche par les nobles et le clergé, et n'aboutirent pas. La Révolution les réalisa.

Valleix (1807-1855). Né à Paris. Médecin des hôpitaux (Pitié), il a écrit des livres très remarquables sur les maladies des nouveau-nés, sur les *Névralgies*, sur la *Pathologie interne.*

Van-Swieten (1702-1772. Médecin hollandais, il se révéla tout jeune comme un praticien de génie, et devint membre de toutes les académies de médecine de l'Europe. Doué d'un savoir universel, il fut comblé d'honneurs par l'Impératrice d'Autriche, Marie-Thérèse. Il mourut d'une gangrène au pied. On connaît la liqueur qui porte son nom (Solution de bichlorure de mercure).

Vauban (1633-1707). Né à Saint-Léger (Bourgogne). Célèbre ingénieur, tacticien, économiste, il prit une part active aux premières guerres de Louis XIV, et devint maréchal de France. Il entoura le pays d'une ceinture de forteresses en restaurant 300 places anciennes, et en construisant 33 forts nouveaux. L'art des sièges lui doit de précieuses découvertes, telles que les parallèles, les cavaliers de tranchées, le tir à ricochet, etc. Il a laissé de nombreux écrits stratégiques.

Velpeau (1795-1867). Né à la Brèche, près Tours. Chirurgien des hôpitaux (Pitié, Charité), membre de l'Académie, professeur de clinique chirurgicale, il fut un des premiers chirurgiens de son temps. Ses ouvrages sont dans toutes les bibliothèques médicales : *Anatomie chirurgicale, Embryologie humaine, Traité de l'opération du trépan dans les plaies de la tête, Traité des maladies du sein et des régions mammaires.*

Vésale (1514-1564). Célèbre médecin belge, regardé

comme le créateur de l'anatomie. Accusé par des envieux d'avoir ouvert le corps d'un homme vivant (Italie), il fut condamné à faire un pèlerinage à Jérusalem; à son retour, il fut jeté par la tempête sur les côtes de l'île de Zante où il mourut de faim, selon les uns, d'épuisement, selon les autres.

Vicq-d'Azir (1749-1794). Médecin et naturaliste français, né à Veloques, il se distingua de bonne heure par ses travaux anatomiques et littéraires, et succéda à Buffon comme membre de l'Académie française. Il publia des ouvrages remarquables sur la manière de combattre les *épizooties*, maladies de bestiaux. Il mourut d'une inflammation de poitrine à quarante-six ans.

Viel (1745-1819). Né à Paris. Architecte et écrivain, il a construit ou agrandi plusieurs hôpitaux : la Pitié, Cochin, le grand égout de Bicêtre, etc., etc. Il a construit aussi le Mont-de-piété.

Vincent de Paul (1576-1660). Né à Ranquines (Landes). Prêtre célèbre par sa charité et sa philanthropie. Aumônier de Marguerite de Valois, il apporta la plus grande ardeur à faire des prédications, à visiter les malades et les prisonniers, et devint aumônier général des galères. Alors sa vie fut toute consacrée à la bienfaisance. Il fonda diverses institutions religieuses et charitables. Sa principale fondation est celle de l'hospice des Enfants-Trouvés (1648), aujourd'hui Enfants-Assistés.

Vitallis. Décédé en 1862. Bienfaiteur des pauvres, il a légué sa fortune à l'Assistance publique pour la fondation d'un orphelinat. Cette maison, nommée orphelinat Riboutté-Vitallis, et s'élevant à Forges-les-Bains, contient 40 lits et possède 36.000 francs de rente.

Vittoz. Décédé en 1867. Bienfaiteur des pauvres, il a légué 6.000 francs aux hospices et 200 francs de rente à l'hôpital de Forges-les-Bains.

Voisin. (1794-1872). Né au Mans. Médecin de Bicêtre, il fit une étude des maladies mentales en s'inspirant du système phrénologique de Gall. Ses principaux ouvrages sont :

du *Bégaiement*, de l'*Idiotie chez les enfants*, du *Traitement de la folie*.

VOLNEY (1757-1820). Né à Craon (Anjou). Orientaliste, philosophe, grand voyageur, il parcourut l'Orient pendant plusieurs années. Rentré en France, il devint député aux états généraux, membre de l'Institut, sénateur, et publia divers ouvrages, entre autres les *Ruines*, la *Loi naturelle*. Il regardait les prêtres de tous les temps comme des imposteurs, et la religion comme une institution politique. Il a fondé à l'Institut un prix annuel pour les Langues orientales.

VOLTAIRE (1694-1778). Né à Châtenay, près Sceaux. Un des plus grands génies qui aient existé. Homme universel, poète, romancier, historien, philosophe, réformateur, il exerça sur son siècle une influence considérable et fut le porte-drapeau du progrès. Son bagage littéraire est immense, depuis la *Henriade* jusqu'à la *Bible commentée*, depuis *Mérope* jusqu'à *Candide*, et ses magnifiques plaidoyers pour *Calas*, *Sirven* et autres victimes de la barbarie cléricale. Membre de l'Académie française, ami du roi de Prusse, Frédéric II, il mena une existence laborieuse, fertile en bienfaits, tourmentée, qui se termina par une apothéose. Paris tout entier, en 1778, acclama le grand vieillard à la représentation d'*Irène*, une de ses dernières tragédies.

WALLACE (Richard). Né à Londres, en 1818. Célèbre philanthrope, il a employé son immense fortune à faire le bien sous toutes les formes, en secours aux malheureux, en souscriptions, en fondation d'hôpitaux. Paris lui doit les fontaines publiques qui portent son nom. Il est membre des Communes d'Angleterre.

WOILLEZ (1811-1876). Né à Montreuil-sur-Mer. Médecin des hôpitaux (Saint-Antoine, Cochin, Necker, Lariboisière, la Charité), membre de l'Académie, il a publié de nombreux mémoires, notamment sur l'*Auscultation des organes respiratoires*, sur la *Congestion pulmonaire*, etc., etc.

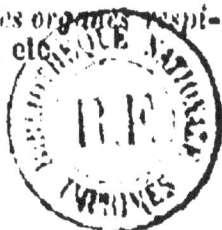

TABLE DES MATIÈRES

PREMIÈRE LEÇON.

Origine, but et organisation des Ecoles municipales d'infirmiers et d'infirmières.

DEUXIÈME LEÇON.

Histoire de l'Assistance publique. — Son organisation actuelle. — Son budget.

Sommaire. — Qu'est-ce que l'administration de l'Assistance publique ? — Origine du bien des pauvres. — Dons et legs d'argent, de propriétés. — Placement des sommes d'argent, fermages des propriétés. — Immeubles de service.

Existence de trois Institutions charitables avant la Révolution : l'Hôtel-Dieu, l'Hôpital général, le Grand Bureau des Pauvres.

Changements apportés par la Révolution qui fond les trois institutions en une seule : l'Administration des hôpitaux et hospices civils de Paris. — Conseil général des hospices. — Commission exécutive de cinq membres.

Création de l'administration de l'Assistance publique par la loi du 10 janvier 1849. — Texte de cette loi. — Conseil de surveillance ; composition de ce conseil.

Fortune des hôpitaux avant la Révolution. — Revenus propres actuels de l'Assistance publique. Total des recettes portées au budget hospitalier.

Qu'est-ce qu'un budget ? — Tableau de quelques chapitres de dépenses et de recettes du budget hospitalier. — Subvention considérable votée tous les ans par le Conseil municipal. 16

TROISIÈME LEÇON.

Aperçu des services de l'Assistance publique. Histoire de l'Hôtel-Dieu et de la Pitié.

Sommaire. — Établissements dépendant de l'Assistance publique. — Services généraux de l'administration centrale.

Division des établissements hospitaliers en deux groupes : les hôpitaux, les hospices. — Hôpitaux généraux, hôpitaux spéciaux, hospices proprement dits, — maisons de retraite, — asiles, fondations.

QUATRIÈME LEÇON.

Etudes sommaires sur quelques hôpitaux, sur les établissements de services généraux, sur les hospices et maisons de retraite, sur le service des secours à domicile.

SOMMAIRE. — Notices sur les hôpitaux Saint-Louis, la Charité, Saint-Antoine. — Population de divers hôpitaux. — Population secourue dans les hôpitaux et dans les hospices.

Enfants-Assistés. — Enfants moralement abandonnés. — Aliénés, asiles du département de la Seine.

Etablissements de services généraux : boulangerie centrale, magasin central, approvisionnement général, pharmacie centrale.

Hospices proprement dits : Bicêtre, la Salpêtrière, les Incurables. — Ecoles de gymnastique pour les enfants idiots et épileptiques. — Traits de barbarie antique et moderne. — Progrès accomplis par la civilisation.

Maisons de retraite et fondations. — Asiles ouverts à la demi-indigence : les Ménages, Larochefoucauld.

CINQUIÈME LEÇON.

Admission d'un malade à l'hôpital.

SOMMAIRE. — Impressions de voyage à l'hôpital. — Examen du service hospitalier par le détail depuis l'entrée jusqu'à la sortie du malade.

Admission du malade à l'hôpital : deux modes d'admission ; l'admission d'urgence à l'hôpital même et l'admission par le Bureau central. — Bon d'admission d'urgence par la consultation du matin ; admission d'urgence en dehors de la consultation.—Avis de l'interne de garde. — Bon d'admission par le Bureau central. — Qu'est-ce que le Bureau central ? — Cause incessante des brancards. — Loi du 7 août 1851. Motif de cette loi.

Billet d'entrée délivré par le bureau de la Direction. Renseignements consignés sur ce billet. — Questions posées autrefois au malade, à son entrée dans l'hôpital. Inconvénients de ces questions.

Régime inquisitorial aboli par M. Hérold, préfet de la Seine et par M. Quentin, directeur de l'Assistance publique. Pratique de la liberté absolue de conscience. — Arrivée du malade dans la salle. Premiers soins à lui donner, soins de propreté, inventaire. — Inscription de l'inventaire sur le billet d'entrée.

Il faut apporter l'attention la plus minutieuse dans la confection des paquets d'effets des entrants. Précautions spéciales à prendre. — L'inventaire de l'argent et des bijoux doit être fait par

SIXIÈME LEÇON.

Soins à prendre et écritures à tenir durant le séjour du malade à l'hôpital.

SEPTIÈME LEÇON.

Des devoirs de l'Infirmier et de l'Infirmière.

APPENDICE

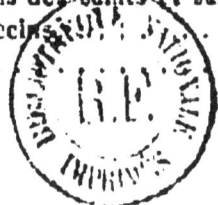

BIBLIOTHÈQUE DIABOLIQUE

LE SABBAT DES SORCIERS

Par BOURNEVILLE et TEINTURIER

1er volume de la *Bibliothèque diabolique*. Brochure in-8°, de 40 pages
avec 25 figures dans le texte et une grande planche hors texte. Il a
été fait de cet ouvrage un tirage de 500 exemplaires numérotés à la
presse ; 300 exemplaires sur papier blanc, vélin, Nos 1 à 300. — Prix :
3 fr. Pour nos abonnés, 2 fr. 50 (Tirage dont il ne nous reste que quelques exemplaires) ; 150 exemplaires sur parchemin, Nos 301 à 450. —
Prix : 4 fr — Pour nos abonnés, 3 fr. — 50 exemplaires sur japon,
Nos 451 à 500. — Prix : 6 fr — Pour nos abonnés : 5 fr.

FRANÇOISE FONTAINE

Procès-verbal fait pour délivrer une fille possédée
par le malin esprit à Louviers.

Publié d'après le manuscrit original et inédit de la Bibliothèque nationale. Précédé d'une introduction par H. de Moray. Un volume
in-8° de CIV 90 pages — Papier vélin - Prix : 3 fr. 50. — Pour nos
abonnés : 2 fr 75 — Papier parchemin. — Prix : 4 fr. 50 — Pour
nos abonnés : 3 fr 50. — Papier Japon. — Prix : 6 fr. — Pour nos
abonnés : 5 fr

JEAN WIER

Histoire, Disputes et Discours des Illusions et Impostures
des diables, des magiciens infâmes, sorcières et empoi-
sonneurs, des ensorcelés et démoniaques et de la guéri-
son d'iceux : item de la punition que méritent les magiciens les
empoisonneurs et les sorcières. Le tout compris en six livres ; par Jean
Wier, médecin du duc de Clèves, suivi de deux dialogues touchant
le pouvoir des sorcières et la punition qu'elles méritent, par Thomas
Erastus. Avant-propos par Bourneville ; — Biographie de Jean Wier,
par Axenfeld. Cet ouvrage forme deux beaux volumes de plus de
500 pages et est orné du portrait de l'auteur, gravé au burin. Prix :
papier vélin, 15 fr. les deux volumes. Pour nos abonnés, 12 fr. — Il
a été tiré pour les amateurs un certain nombre d'exemplaires sur
papier de luxe.—Papier parcheminé (no 1 à 300), prix : 20 fr. les deux
volumes. Pour nos abonnés, 16 fr. — Papier japon, des Manufactures
impériales (no 1 à 150), prix : 25 fr. les deux volumes. Pour nos
abonnés, 20 fr. — N.-B. Les prix ci-dessus sont pour les exemplaires
pris dans nos bureaux. Pour la France, le port est de 1 fr. Pour
l'étranger, de 2 fr. 50.

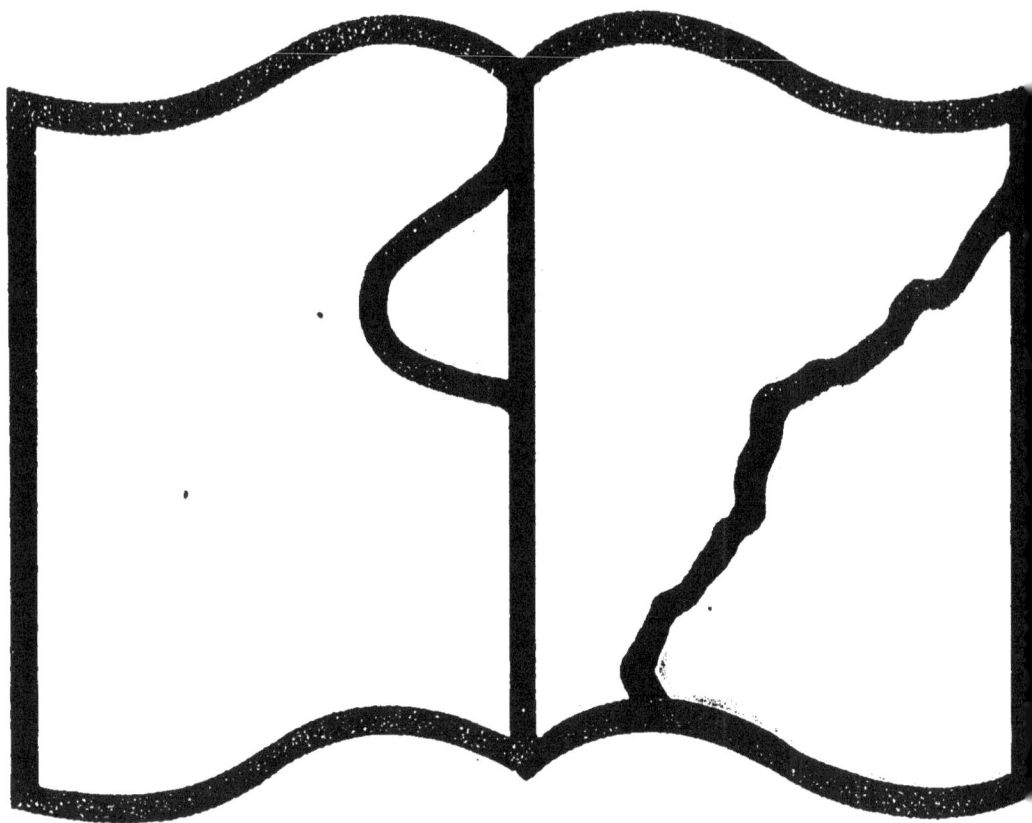

Texte détérioré — reliure défectueuse

NF Z 43-120-11

www.ingramcontent.com/pod-product-compliance
Lightning Source LLC
Chambersburg PA
CBHW071838200326
41519CB00016B/4162